国家卫生和计划生育委员会"十二五"规划教材

全国中等卫生职业教育教材

供护理、助产专业用　　　　　　第 3 版

心理与精神护理

主　　编　沈丽华

副 主 编　杨　颖　李　祎

编　　者（以姓氏笔画为序）

李　　祎（广东省茂名卫生学校）

杨　　颖（浙江大学医学院附属第二医院）

沈丽华（绍兴护士学校）

郭亚恒（郑州市卫生学校）

蓝红霞（广西中医学校）

谭迪明（重庆市医药卫生学校）

熊　　黎（贵州省人民医院护士学校）

编写秘书　周溢彪（绍兴护士学校）

人民卫生出版社

图书在版编目（CIP）数据

心理与精神护理 / 沈丽华主编. —3版. —北京：
人民卫生出版社，2015
ISBN 978-7-117-20722-5

I. ①心… II. ①沈… III. ①精神障碍 – 护理学
IV. ①R473.74

中国版本图书馆 CIP 数据核字（2015）第 101693 号

| 人卫社官网　　www.pmph.com | 出版物查询，在线购书 |
| 人卫医学网　　www.ipmph.com | 医学考试辅导，医学数据库服务，医学教育资源，大众健康资讯 |

心理与精神护理
第 3 版

主　　编：沈丽华
出版发行：人民卫生出版社（中继线 010-59780011）
地　　址：北京市朝阳区潘家园南里 19 号
邮　　编：100021
E - mail：pmph @ pmph.com
购书热线：010-59787592　010-59787584　010-65264830
印　　刷：人卫印务（北京）有限公司
经　　销：新华书店
开　　本：787×1092　1/16　印张：12　插页：1
字　　数：300 千字
版　　次：1999 年 6 月第 1 版　　2015 年 6 月第 3 版
　　　　　2020 年 4 月第 3 版第 11 次印刷（总第 45 次印刷）
标准书号：ISBN 978-7-117-20722-5/R·20723
定　　价：28.00 元
打击盗版举报电话：010-59787491　E-mail：WQ @ pmph.com
（凡属印装质量问题请与本社市场营销中心联系退换）

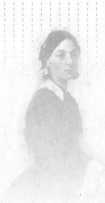

出 版 说 明

为全面贯彻党的十八大和十八届三中、四中全会精神,依据《国务院关于加快发展现代职业教育的决定》要求,更好地服务于现代卫生职业教育快速发展的需要,适应卫生事业改革发展对医药卫生职业人才的需求,贯彻《医药卫生中长期人才发展规划(2011—2020年)》《现代职业教育体系建设规划(2014—2020年)》文件精神,人民卫生出版社在教育部、国家卫生和计划生育委员会的领导和支持下,按照教育部颁布的《中等职业学校专业教学标准(试行)》医药卫生类(第一辑)(简称《标准》),由全国卫生职业教育教学指导委员会(简称卫生行指委)直接指导,经过广泛的调研论证,启动了全国中等卫生职业教育第三轮规划教材修订工作。

本轮规划教材修订的原则:①明确人才培养目标。按照《标准》要求,本轮规划教材坚持立德树人,培养职业素养与专业知识、专业技能并重,德智体美全面发展的技能型卫生专门人才。②强化教材体系建设。紧扣《标准》,各专业设置公共基础课(含公共选修课)、专业技能课(含专业核心课、专业方向课、专业选修课);同时,结合专业岗位与执业资格考试需要,充实完善课程与教材体系,使之更加符合现代职业教育体系发展的需要。在此基础上,组织制订了各专业课程教学大纲并附于教材中,方便教学参考。③贯彻现代职教理念。体现"以就业为导向,以能力为本位,以发展技能为核心"的职教理念。理论知识强调"必需、够用";突出技能培养,提倡"做中学、学中做"的理实一体化思想,在教材中编入实训(实践)指导。④重视传统融合创新。人民卫生出版社医药卫生规划教材经过长时间的实践与积累,其中的优良传统在本轮修订中得到了很好的传承。在广泛调研的基础上,修订教材与新编教材在整体上实现了高度融合与衔接。在教材编写中,产教融合、校企合作理念得到了充分贯彻。⑤突出行业规划特性。本轮修订紧紧依靠卫生行指委,充分发挥行业机构与专家对教材的宏观规划与评审把关作用,体现了国家规划教材一贯的标准性、权威性、规范性。⑥提升服务教学能力。本轮教材修订,在主教材中设置了一系列服务教学的拓展模块;此外,教材立体化建设水平进一步提高,根据专业需要开发了配套教材、网络增值服务等,大量与课程相关的内容围绕教材形成便捷的在线数字化教学资源包,为教师提供教学素材支撑,为学生提供学习资源服务,教材的教学服务能力明显增强。

人民卫生出版社作为国家规划教材出版基地,获得了教育部中等职业教育专业技能课教材选题立项24个专业的立项选题资格。本轮首批启动了护理、助产、农村医学、药剂、制药技术专业教材修订,其他中职相关专业教材也将根据《标准》颁布情况陆续启动修订。

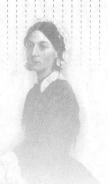

全国卫生职业教育教学指导委员会

主 任 委 员	秦怀金
副主任委员	金生国　付　伟　周　军　文历阳
秘 书 长	杨文秀

委　　　员	张宁宁	胡小濛	孟　莉	张并立	宋　莉	罗会明
	孟　群	李　滔	高学成	王县成	崔　霞	杨爱平
	程明兼	万学红	李秀华	陈贤义	尚少梅	郭积燕
	路　阳	樊　洁	黄庶亮	王　斌	邓　婵	杨棉华
	燕铁斌	周建成	席　彪	马　莉	路喜存	吕俊峰
	乔学斌	史献平	刘运福	韩　松	李智成	王　燕
	徐龙海	周天增	唐红梅	徐一新	高　辉	刘　斌
	王　瑾	胡　野	任光圆	郭永松	陈命家	王金河
	封银曼	倪　居	王怀生	何旭辉	田国华	厉　岩
	沈曙红	白梦清	余建明	黄岩松	张湘富	夏修龙
	朱祖余	朱启华	郭　蔚	古蓬勃	任　晖	林忠文
	王大成	袁　宁	赫光中	曾　诚	宾大章	陈德军
	冯连贵	罗天友				

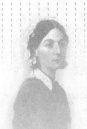

全国中等卫生职业教育"十二五"规划教材目录

护理、助产专业

序号	教材名称	版次	主编	课程类别	所供专业	配套教材
1	解剖学基础*	3	任晖 袁耀华	专业核心课	护理、助产	√
2	生理学基础*	3	朱艳平 卢爱青	专业核心课	护理、助产	
3	药物学基础*	3	姚宏 黄刚	专业核心课	护理、助产	√
4	护理学基础*	3	李玲 蒙雅萍	专业核心课	护理、助产	√
5	健康评估*	2	张淑爱 李学松	专业核心课	护理、助产	√
6	内科护理*	3	林梅英 朱启华	专业核心课	护理、助产	√
7	外科护理*	3	李勇 俞宝明	专业核心课	护理、助产	√
8	妇产科护理*	3	刘文娜 闫瑞霞	专业核心课	护理、助产	√
9	儿科护理*	3	高凤 张宝琴	专业核心课	护理、助产	√
10	老年护理*	3	张小燕 王春先	老年护理方向	护理、助产	√
11	老年保健	1	刘伟	老年护理方向	护理、助产	
12	急救护理技术	3	王为民 来和平	急救护理方向	护理、助产	√
13	重症监护技术	2	刘旭平	急救护理方向	护理、助产	
14	社区护理	3	姜瑞涛 徐国辉	社区护理方向	护理、助产	√
15	健康教育	1	靳平	社区护理方向	护理、助产	
16	解剖学基础*	3	代加平 安月勇	专业核心课	助产、护理	√
17	生理学基础*	3	张正红 杨汎雯	专业核心课	助产、护理	√
18	药物学基础*	3	张庆 田卫东	专业核心课	助产、护理	√
19	基础护理*	3	贾丽萍 宫春梓	专业核心课	助产、护理	√
20	健康评估*	2	张展 迟玉香	专业核心课	助产、护理	√
21	母婴护理*	1	郭玉兰 谭奕华	专业核心课	助产、护理	√

续表

序号	教材名称	版次	主编		课程类别	所供专业	配套教材
22	儿童护理 *	1	董春兰	刘 俐	专业核心课	助产、护理	√
23	成人护理（上册）—内外科护理 *	1	李俊华	曹文元	专业核心课	助产、护理	√
24	成人护理（下册）—妇科护理 *	1	林 珊	郭艳春	专业核心课	助产、护理	√
25	产科学基础 *	3	翟向红	吴晓琴	专业核心课	助产	√
26	助产技术 *	1	闫金凤	韦秀宜	专业核心课	助产	√
27	母婴保健	3		颜丽青	母婴保健方向	助产	√
28	遗传与优生	3	邓鼎森	于全勇	母婴保健方向	助产	
29	病理学基础	3	张军荣	杨怀宝	专业技能课	护理、助产	√
30	病原生物与免疫学基础	3	吕瑞芳	张晓红	专业技能课	护理、助产	
31	生物化学基础	3	艾旭光	王春梅	专业技能课	护理、助产	
32	心理与精神护理	3		沈丽华	专业技能课	护理、助产	
33	护理技术综合实训	2	黄惠清	高晓梅	专业技能课	护理、助产	√
34	护理礼仪	3	耿 洁	吴 彬	专业技能课	护理、助产	
35	人际沟通	3	张志钢	刘冬梅	专业技能课	护理、助产	
36	中医护理	3	封银曼	马秋平	专业技能课	护理、助产	
37	五官科护理	3	张秀梅	王增源	专业技能课	护理、助产	√
38	营养与膳食	3		王忠福	专业技能课	护理、助产	
39	护士人文修养	1		王 燕	专业技能课	护理、助产	
40	护理伦理	1		钟会亮	专业技能课	护理、助产	
41	卫生法律法规	3		许练光	专业技能课	护理、助产	
42	护理管理基础	1		朱爱军	专业技能课	护理、助产	

农村医学专业

序号	教材名称	版次	主编	课程类别	配套教材
1	解剖学基础 *	1	王怀生　李一忠	专业核心课	
2	生理学基础 *	1	黄莉军　郭明广	专业核心课	
3	药理学基础 *	1	符秀华　覃隶莲	专业核心课	
4	诊断学基础 *	1	夏惠丽　朱建宁	专业核心课	
5	内科疾病防治 *	1	傅一明　闫立安	专业核心课	
6	外科疾病防治 *	1	刘庆国　周雅清	专业核心课	
7	妇产科疾病防治 *	1	黎　梅　周惠珍	专业核心课	
8	儿科疾病防治 *	1	黄力毅　李　卓	专业核心课	
9	公共卫生学基础 *	1	戚　林　王永军	专业核心课	
10	急救医学基础 *	1	魏　蕊　魏　瑛	专业核心课	
11	康复医学基础 *	1	盛幼珍　张　瑾	专业核心课	
12	病原生物与免疫学基础	1	钟禹霖　胡国平	专业技能课	
13	病理学基础	1	贺平则　黄光明	专业技能课	
14	中医药学基础	1	孙治安　李　兵	专业技能课	
15	针灸推拿技术	1	伍利民	专业技能课	
16	常用护理技术	1	马树平　陈清波	专业技能课	
17	农村常用医疗实践技能实训	1	王景舟	专业技能课	
18	精神病学基础	1	汪永君	专业技能课	
19	实用卫生法规	1	菅辉勇　李利斯	专业技能课	
20	五官科疾病防治	1	王增源	专业技能课	
21	医学心理学基础	1	白　杨　田仁礼	专业技能课	
22	生物化学基础	1	张文利	专业技能课	
23	医学伦理学基础	1	刘伟玲　斯钦巴图	专业技能课	
24	传染病防治	1	杨　霖　曹文元	专业技能课	

药剂、制药技术专业

序号	教材名称	版次	主编	课程类别	配套教材
1	基础化学 *	1	石宝珏　宋守正	专业核心课	
2	微生物基础 *	1	熊群英　张晓红	专业核心课	
3	实用医学基础 *	1	曲永松	专业核心课	
4	药事法规 *	1	王蕾	专业核心课	
5	药物分析技术 *	1	戴君武　王军	专业核心课	
6	药物制剂技术 *	1	解玉岭	专业技能课	
7	药物化学 *	1	谢癸亮	专业技能课	
8	会计基础	1	赖玉玲	专业技能课	
9	临床医学概要	1	孟月丽　曹文元	专业技能课	
10	人体解剖生理学基础	1	黄莉军　张楚	专业技能课	
11	天然药物学基础	1	郑小吉	专业技能课	
12	天然药物化学基础	1	刘诗泱　欧绍淑	专业技能课	
13	药品储存与养护技术	1	宫淑秋	专业技能课	
14	中医药基础	1	谭红　李培富	专业核心课	
15	药店零售与服务技术	1	石少婷	专业技能课	
16	医药市场营销技术	1	王顺庆	专业技能课	
17	药品调剂技术	1	区门秀	专业技能课	
18	医院药学概要	1	刘素兰	专业技能课	
19	医药商品基础	1	詹晓如	专业核心课	
20	药理学	1	张庆　陈达林	专业技能课	

注：1. * 为"十二五"职业教育国家规划教材。

2. 全套教材配有网络增值服务。

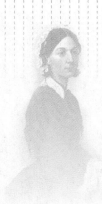

护理专业编写说明

根据教育部的统一部署，全国卫生职业教育教学指导委员会组织全国百余所中等卫生职业教育相关院校，进行了全面、深入、细致的护理专业岗位、教育调查研究工作，制订了护理专业教学标准。标准颁布后，全国卫生行指委全力支持人民卫生出版社规划并出版助产专业国家级规划教材。

本轮教材的特点是：①体现以学生为主体、"三基五性"的教材建设与服务理念：注重融传授知识、培养能力、提高素质为一体，重视培养学生的创新、获取信息及终身学习的能力，注重对学生人文素质的培养，突出教材的启发性。②满足中等卫生职业教育护理专业的培养目标要求：坚持立德树人，面向医疗、卫生、康复和保健机构等，培养从事临床护理、社区护理和健康保健等工作，德智体美全面发展的技能型卫生专业人才。③有机衔接高职高专护理专业教材：在深入研究人卫版三年制高职高专护理专业规划教材的基础上确定了本轮教材的内容及结构，为建立中高职衔接的立交桥奠定基础。④凸显护理专业的特色：体现对"人"的整体护理观、"以病人为中心"的优质护理指导思想；护理内容按照护理程序进行组织，教材内容与工作岗位需求紧密衔接。⑤把握修订与新编的区别：本轮教材是在"十一五"规划教材基础上的完善，因此继承了上版教材的体系和优点，同时注入了新的教材编写理念、创新教材编写结构、更新陈旧的教材内容。⑥整体优化：本套教材注重不同层次之间，不同教材之间的衔接；同时明确整体规划，要求各教材每章或节设"学习目标""工作情景与任务"模块，章末设"思考题或护考模拟"模块，全书末附该课程的实践指导、教学大纲、参考文献等必要的辅助内容。⑦凸显课程个性：各教材根据课程特点选择性地设置"病案分析""知识窗""课堂讨论""边学边练"等模块，50学时以上课程编写特色鲜明的配套学习辅导教材。⑧立体化建设：全套教材创新性地编制了网络增值服务内容，每本教材可凭封底的唯一识别码进入人卫网教育频道（edu.ipmph.com）得到与该课程相关的大量的图片、教学课件、视频、同步练习、推荐阅读等资源，为学生学习和教师教学提供强有力的支撑。⑨与护士执业资格考试紧密接轨：教材内容涵盖所有执业护士考点，且通过章末护考模拟或配套教材的大量习题帮助学生掌握执业护士考试的考点，提高学习效率和效果。

全套教材共29种，供护理、助产专业共用。全套教材将由人民卫生出版社于2015年7月前分两批出版，供全国各中等卫生职业院校使用。

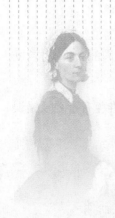

前　言

随着社会的发展、生活节奏的加快以及文明程度的提升,疾病谱已发生明显改变,心理与精神疾病的发生率呈上升趋势。因此,心理与精神健康已成为21世纪备受关注的领域。心理与精神护理将为护理、助产类专业的学生在新形势下做好护理工作,提供一种全新的理念和知识结构,是护理、助产专业的一门重要的选修课程。本教材依据教育部《中等职业学校专业教学标准(试行)》,在全国卫生职业教育教学指导委员会的指导下进行编写。本教材力求体现"以就业为导向、以能力为本位、以岗位需求为标准"的思想;突出"以学生为主体"的原则,具有贴近学生、贴近岗位、贴近社会的特点,为执业护士资格考试和护士职业素质培养奠定良好的基础。

本教材以现代医学模式和整体护理观为指导,强调心理学、精神病学基础知识、基本理论和方法与护理学专业实践的有机融合,力求在国内现有同类教材的基础上有所突破和创新,形成自己的特色。在教材内容选择上,遵循"三基""五性"的原则。在继承前版教材主要框架和经典内容的基础上,增加了睡眠障碍病人的护理、阿尔茨海默病病人的护理、癔症病人的护理和执业护士资格考试的内容。心理部分凸现知识的精准性和实用性;精神部分体现现代精神医学的进展,高度结合临床实际,突出执业护士资格考试的知识体系。

"必需、够用"是编写本教材的基本思路。在教材结构方面突破传统课程体系,以每章前的"学习目标"诠释教学大纲的基本要求和难点重点;以章节内的"知识窗"拓宽学生的知识面;以"课堂讨论"强化重要知识点并培养学生的拓展能力;以"临床应用"引导学生在学习时高度结合临床实际。教材还辅以网络增值服务平台,内设电子教案、多媒体视频、扩展阅读与同步练习,便于学生自学,使教材真正成为学生学习的工具。

本教材共十三章。第一章绪论;第二章心理过程与个性;第三章心理应激与危机干预;第四章心理评估与治疗;第五章病人的心理护理;第六章精神障碍的常见症状与诊断;第七章精神疾病的治疗与护理;第八章心境障碍病人的护理;第九章神经症及癔症病人的护理;第十章精神分裂症病人的护理;第十一章睡眠障碍病人的护理;第十二章阿尔茨海默病病人的护理;第十三章精神障碍病人的社区康复及家庭护理。

本教材编写过程中,得到了各位编者、杭州师范大学黄丽教授及同仁们的大力支持;同时也参考了上版教材和国内外学者的著作。在此,谨表示衷心感谢!

心理与精神护理是一门发展中的学科,限于编者水平及时间,教材中难免有不妥及错误之处,恳请广大师生批评指正。

沈丽华
2015 年 3 月

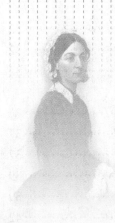

目 录

第一章 绪 论

学习目标

1. 具有良好的职业道德修养和人文关怀精神。
2. 熟悉心理健康的概念、标准和基本原则,心理问题的概念与分类;心理及社会因素对健康的影响,心理与精神护理的概念及对护士的要求。
3. 了解心理与精神的概念。

第一节 心理与精神的概述

21 世纪随着信息技术的发展,人与人之间、人与物之间的联系比以往更为紧密,然而人们发现,人与人之间心灵的相处却并没有因此而接近,反而变得更陌生,甚至不可触及,随之而来的是有心理问题的人比以往更多,临床精神医学也发现患有精神障碍的人有增无减(图 1-1)。

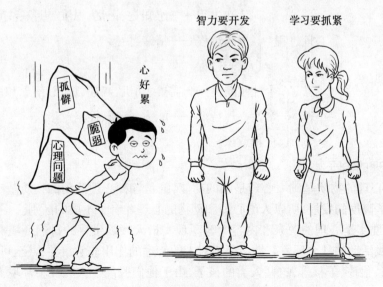

图 1-1 心理问题示意图

工作情景与任务

导入情景:

　　小张,男,16岁,学生。父母常叮嘱他要好好学习,将来找个好工作。小张觉得父母讲得有道理,也努力过,但成绩还是不理想,他觉得心好累,人也慢慢变得孤僻了。

工作任务:

　　1. 请找出小张存在的心理问题。

　　2. 请运用心理学知识帮小张解决存在的心理问题。

一、心理与精神的概念

　　心理(mentality)又称精神或心理现象,是指人在社会实践和社会活动中,与他人和内外环境发生交互作用而引起的主观活动和行为表现。

(一) 心理结构

　　心理结构由心理过程和个性两部分组成。

　　1. 心理过程　是指心理活动发生、发展的过程,也是人脑对现实的反映过程。心理过程包括认知过程、情绪情感过程和意志过程。这三个过程相互联系、彼此制约,维持着心理活动的统一性和完整性。

　　2. 个性　是在心理过程中表现出来的具有一定倾向性、稳定的心理特征的总和。个性包括个性倾向性、个性心理特征以及自我意识三个部分。

　　心理结构的具体内容示意如下:

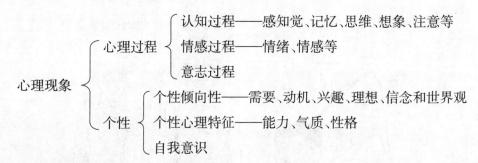

(二) 心理的实质

　　1. 脑是心理的物质基础　心理是脑的功能,脑是各种心理活动的物质基础。大脑皮层在人类得到了高度的发展,所以人的心理和动物的心理才有了本质的区别。

　　2. 客观现实是心理的源泉和内容　客观现实指人赖以生存的自然环境和进行人际交往并从事实践活动的社会环境。社会环境对人的心理的作用非常重要,甚至可起决定作用。如猴孩、熊孩、狼孩、羊孩等,这些人类的孩子,由于他们脱离了人类社会环境而丧失了人的心理行为。

　　3. 人的心理是在实践活动中产生和发展的　脑是心理的器官,客观现实是心理的源泉。但大脑和客观现实都不能直接产生心理活动。心理的产生必须依靠人的实践活动。人的心理在实践中发生发展,从幼稚到成熟,从低级到高级。

二、心理与精神健康的标准

(一) 心理健康的概念

世界卫生组织在 20 世纪 40 年代就提出了完整的健康定义。健康不仅是指没有疾病和身体缺陷,还要有完整的生理、心理状态及良好的社会适应能力。

心理健康(mental health)也称心理卫生。是指一种持续且积极发展的心理状态,在这种状态下,个体能做出良好的适应,并且充分发挥其身心潜能。

(二) 判断心理健康的基本原则

个体的心理是否健康,存在以下三个判断原则。

1. 主观世界与客观世界的统一性原则　心理是客观现实的反映,任何正常心理活动和行为,必须就形式和内容上与客观环境保持一致。

2. 心理活动的内在一致性原则　人类的精神活动是一个完整的统一体,各种心理过程之间具有协调一致的关系,从而保证个体在反映客观世界过程中的高度准确和有效。

3. 个性的相对稳定性原则　个体在长期的生活中都会形成自己独特的个性心理特征,在没有重大外界变革的情况下,一般不易改变,具有相对稳定性。

(三) 心理健康的标准

心理健康是一个相对的概念。心理健康和不健康之间没有绝对的界限,都属于正常心理范围,只是心理健康水平的高低不同。另外,大量临床案例证明,在智商正常范围内,个体的智力水平高低,与他的心理健康水平无显著相关。

关于心理健康的标准,人们从不同角度提出了不同的看法,基本归纳为如下十条:

1. 心理活动强度　指对于精神刺激的抵抗能力。在遭受精神打击时,个体对同一精神刺激的反应各不相同,抵御能力低的个体往往反应强烈,甚至出现精神症状。

2. 心理活动耐受力　长期经受精神刺激的能力称为心理活动的耐受力。耐受力差的人经历了较长时期的精神刺激就会痛苦不堪、出现心理异常。

3. 周期节律性　人的心理活动在形式和效率上存在着内在的节律性,如注意力就存在自然起伏的现象,有人白天工作效率比夜晚效率高,有人则相反。如个体心理活动的固有节律发生变化并经常处于紊乱状态,就可以认为其心理健康水平下降了。

4. 意识水平　意识水平的高低往往以注意力品质的好坏为客观指标。心理活动无法集中的程度越高,心理健康水平就越低。

5. 暗示性　暗示性的实质就是不加批判地接受他人的思想、观点、意志、看法等。接受暗示是客观存在的一种心理现象,但却存在个体差异,在相同的暗示条件下,个体接受暗示后的感受明显不同,暗示性过强的时候情绪和行为就容易不稳定。

6. 心理康复能力　从创伤刺激的状态恢复到原来心理状况的能力称为心理康复能力。心理康复能力强的人比较容易从创伤打击中恢复。

7. 心理自控力　情绪强度、情感表达、思维方向和思维过程都是在自我控制下实现的,对情绪、思维、行为的自控程度与人的心理健康水平密切相关。

8. 自信心　是一种反映个体对自己是否有能力成功地完成某项活动的信任程度的心理特性。一个人是否有恰如其分的自信心是心理健康的标准之一。

9. 社会交往　人的精神活动得以产生和维持,其重要的条件就是充分的社会交往。社会交往被剥夺,可能会导致精神崩溃,出现各种异常心理。

10. 环境适应能力　人为了个体生存、种族延续、自我发展和完善,就一定要适应环境。环境适应不良也会导致个体出现情绪、行为等问题。

知识窗

美国心理学家马斯洛和米特尔曼提出的心理健康十条标准

有充分的自我安全感;能充分了解自己,并能恰当估计自己的能力;生活理想切合实际;不脱离周围现实环境;能保持个性的完整与和谐;善于从经验中学习;能保持良好的人际关系;能适度地宣泄情绪和控制情绪;在符合团体要求的前提下,能有限度地发挥个性;在不违背社会规范的前提下,能适当地满足个人的基本需求。

三、心理问题与精神疾病

心理问题与精神疾病之间有明显差别,精神障碍国际分类标准(ICD-10)和中国精神障碍分类与诊断标准(CCMD-3)等,对此做了严格的区分。心理问题是临床心理学的研究对象,而精神疾病则属于精神医学的研究对象。

(一) 心理问题的概念与分类

心理问题的概念　是由现实问题引起的,近期发生,持续时间不长,内容相对局限,情绪反应能在理智控制之下,没有严重破坏社会功能,情绪反应尚未泛化的、暂时的心理不健康状态,属于正常心理的不健康状态。心理问题分类如下:

1. 一般心理问题　是近期发生的由社会的现实因素激发而引起的情绪波动,其特点是持续时间短暂,情绪反应能在理智控制之下,内容尚未泛化,反应强度不太剧烈的心理紊乱状况,思维仍保存严密的逻辑性,个性也无明显异常表现。随着现实情况的改善和相应的心理支持,在较短时间内会得到缓解。

2. 严重心理问题　是由应激引起的相对强烈的心身紊乱状况,其特点是初始情绪反应剧烈、持续时间在一年之内、内容部分泛化,有时伴某方面的个性缺陷。

(二) 精神疾病的概念与分类

精神疾病是指在各种因素影响下,造成大脑功能失调,导致感知、记忆、思维、情感、意志行为和智力、自我意识等精神活动出现不同程度的障碍为临床表现的疾病。

中国精神疾病临床工作中,精神疾病的分类沿用了《中国精神障碍分类与诊断标准》(第3版)(CCMD-3),具体分类见第六章第二节。

第二节　心理、社会因素对健康的影响

一、心理因素对健康的影响

(一) 情绪、情感与健康

心理活动对机体的影响是通过个体的情绪、情感变化而影响内脏器官的活动。一般来说,正性情绪、情感对生活、健康是有益的;它可以提高机体的活力,使呼吸、脉搏、血压、消化、新陈代谢等处于平衡状态,有助于发挥机体的潜能。而负性情绪、情感对生活、健康是无益的,如失落、失望的情绪会降低机体的免疫力,愤怒可以引起小动脉的痉挛收缩,舒张压升

高,心肌细胞受损等。但情绪与健康的关系并非这么单一,过强的正性情绪也会影响躯体状况,如"乐极生悲"。而适度的焦虑和恐惧有益于帮助人们建立良好的生活态度和生活方式,如"人无远虑,必有近忧"。所以,调节好情绪是促进健康的途径。

(二) 个性特征与健康

个性是一个人独特的心理特征,它与心身疾病有关。如 A 型个性易患冠心病,C 型个性易患癌症。因此,培养和完善健全的个性是预防和减少心身疾病和精神疾病的一项重要措施。

临床应用

测一测你是哪一型个性?

A 型　有强烈的进取心和竞争欲。有时间紧迫感,人际关系不协调,有敌意倾向。易患冠心病或高血压。

B 型　与 A 型行为相反的一种类型,缺乏竞争性,喜欢不紧张的工作,喜欢过松散的生活,无时间紧迫感,有耐心,无主动的敌意。

C 型　性格克制压抑,不表现负面情绪,特别是对愤怒的压抑,好生闷气,尽量回避各种冲突;生活和工作中没有主意和目标,不确定性多,有孤独感或失助感。易患癌症。

D 型　孤僻、独来独往。

(三) 心理冲突与健康

心理冲突是指个体面对难以抉择的处境时所产生的矛盾心理状况。如既想吃美味佳肴又想减肥,既想早日工作自食其力,又想继续求学等。心理冲突若能顺利解决,可以是促进个体成长的动力,但若长期处在心理冲突中,就可能会导致记忆力下降、注意力涣散、失眠或头痛等症状。

二、社会因素对健康的影响

(一) 生活环境因素与健康

生活环境包括了个体赖以生存的自然环境和社会环境,对健康影响很大。如空气质量、工作环境、交通状况、居住条件、社会变迁等都会使个体产生心理应激而导致心身不适。

(二) 重大生活事件与健康

个体在生命历程中会遭遇突发的重大生活事件,从而造成极大的心身创伤及伴有强烈的心身反应,如失恋、疾病、亲人亡故、失业、升迁受挫、破产、被人诬陷或误解等,这些重大生活事件被称为应激源。如不幸事件发生的频率过高,或事件影响较严重、发生较突然,个体心身受到的影响就更大。

(三) 文化教育与健康

文化不仅包含书本文化,还包括饮食文化、民间习俗文化等,它与健康密切相关。如有些民族崇尚素食,其高血压、冠心病等发病率就相对较低;又如中国的出殡仪式能比较好地处理悲哀等。

(四) 教育与健康

教育与健康的关系也相当密切。

1. 早期教育、家庭环境是影响心理健康发展的重要因素。比如,"早期失教"对孩子智力、情感发展的影响既全面又深远,甚至终生。我国某些地区曾沿用这样的育儿方式:把出生不久的孩子放入一个盛有细沙土的布袋内喂养,以沙土代替尿布,一天换一次土。平时,孩子就仰卧在沙袋内,每天除了按时给他喂奶外,既不抱他,也不管他,并尽量减少对他的任何刺激和感官训练,也不允许别人去"逗引"他,同他玩耍。经过这样一段时间的喂养,孩子变得不哭不闹,十分老实、安静。这种喂养方式持续一年甚至两年以上,然后脱去沙袋,稍加训练,便可学会走路,但这种育儿方式导致了儿童智力发育迟缓。而从小受到良好照顾、接受丰富刺激的孩子,其潜能得到激发,从而智力获得更好的发展。

2. 儿童与父母的关系、父母的教养态度、教养方式、家庭类型等也会对个体以后的心理发展和个性形成产生影响。比如,早期与父母建立和保持良好的关系、得到父母充分的爱、受到支持和鼓励等因素使儿童容易获得安全感和信任感,对其个性的良好发展、人际交往、社会适应等方面有积极的促进作用。

知识窗

四种婴幼儿的依恋模式

安全型 该类型的婴儿与照顾者团聚时,婴儿可表现出积极的响应,大多数的婴儿属于这一类。

不安全 - 回避型 该类型的婴儿似乎对照顾者的缺席没有感到不安,与照顾者团聚时,往往冷落他们。

不安全 - 焦虑型 该类型的婴儿在与照顾者分开时感到不安,即使父母在场,婴儿也不愿探索周围环境。这类依恋模式的婴儿对照顾者给予他的安慰没有反应。

紊乱型 该类型的婴儿似乎对分开或团聚均没有应对办法。

3. 学校教育直接影响学生的心理健康。学校的教育理念、教师的教学方式、人际关系、校风、教师个性特征及教育态度等都会影响学生的心身健康。因此,加强学校心理健康教育是必不可少的。

第三节 心理与精神护理概述及对护士的要求

一、心理与精神护理概述

(一)心理与精神护理的概念

心理与精神护理是将心理学、精神病学理论和技术运用于现代护理领域,以系统化整体护理理念为指导,研究各种病人的心理、行为变化规律,探寻解决病人心理、行为问题的护理技术;研究如何为病人创设安全的、愉快的、人性化的治疗环境,从而实施积极有效的护理措施,促进病人的心身康复的科学。

(二)心理与精神护理的任务

1. 研究各类病人的心理行为特点、心理行为变化规律、干预方法和技术。

2. 研究如何运用心理学的理论和方法解决病人的心理问题、调控病人的不良情绪;在整体护理中,心理护理如何与其他护理方法有机结合,相得益彰。

3. 研究与精神病人的沟通技巧,通过护理工作和护士的言谈举止,与病人保持良好的护患关系,开展心理护理。

4. 不断研究和完善对各种躯体疾病病人的具体护理方法。如各年龄段病人的心理护理、各种病症的心理护理、疾病的各个时期的心理护理、药物治疗的护理、心身障碍病人的护理、精神疾病治疗的护理、工娱和康复治疗的护理等。

5. 研究如何理解和识别精神病人内心病态体验和正常的心理需要。给予全面的、准确的护理评估和护理诊断,制订合理的护理目标,实施有效的护理措施,进行及时的护理评价,更好地发挥整体护理在精神疾病护理中的作用。

6. 研究如何在社区开展对病人、亚健康和健康人群及家庭的健康咨询服务,如何对精神病人家庭进行康复护理工作。

7. 研究如何培养和训练病人的生活技能、人际交往的技巧等,使病人在疾病好转后能及时回归家庭和社会。

二、心理与精神护理工作对护士的要求

(一) 良好的职业道德

从事心理与精神护理的护士,经常会遇到思维混乱、行为怪异、不合作、敌视甚至攻击、谩骂等的精神病人,护士应具有高度的同情心和爱心,充分尊重病人,维护病人的利益及尊严,注意遵守保密原则。

(二) 坚实的专业知识

从事心理与精神护理的护士,要有扎实的临床护理知识和技能,丰富的心理学、精神病学知识和心理干预技术。

(三) 稳定的心理素质

从事心理与精神护理的护士,要具有稳定的心理素质,学会临危不乱。因为病人除了会出现躯体症状外,还会出现心理和行为异常的突发状况,护士要面对躯体和心理行为双重的不确定性。

(四) 娴熟的心理与精神护理技巧

从事心理与精神护理的护士要有以下三个方面的技巧。

1. 态度性技巧 "态度决定一切"。在护患沟通中,护士的态度起决定作用。护士应掌握良好的态度性技巧,包括尊重、热情和真诚,从而促进和谐、顺畅和深入的护患沟通。

2. 行为性技巧 包括:倾听技术、同理技术和积极关注技术。

倾听技术是指护士全神贯注地接收和感受病人在交谈时所发出的全部信息(包括语言的和非语言的),并做出全面的理解。

同理技术又称共情,是指能设身处地的从病人的角度去体会并理解其感觉、需要、情绪与想法的一种技术。

积极关注是在护患沟通中,护士无条件的关注病人言语和行为的积极面,从而使病人拥有和发挥正向的资源。要求护士抓住和放大病人积极的潜力,并反馈给病人,使病人形成乐观豁达的心态,促进疾病的治愈。

3. 言语性技巧 俗话说:"良言一句三冬暖,恶语伤人六月寒",即言语既能治病,又能致病。因此,护士必须熟练掌握言语性技巧包括提问、解释和指导等,从而增进护患沟通的有效性及护患关系的和谐性。

(沈丽华)

自测题

1. 关于心理的实质的描述**错误**的是
   A. 是脑的功能   B. 是客观现实的反应
   C. 是依靠个体的实践活动   D. 具有自然属性和社会属性
   E. 具有和动物的一致性

2. 判断心理健康的基本原则最准确的是
   A. 主客观统一性
   B. 主客观统一性、心理活动内在协调性
   C. 主客观统一性、心理活动内在协调性、个性相对稳定性
   D. 主客观统一性、心理活动内在协调性、个性相对稳定性、内外一致性
   E. 主客观统一性、心理活动内在协调性、个性相对稳定性、内外一致性、不变性

3. 心理健康水平有十条标准，**不属于**十条标准之内的是
   A. 心理活动耐受力   B. 鼓励性   C. 暗示性
   D. 社会交往   E. 周期节律性

4. 对精神刺激的抵抗能力是
   A. 应对能力   B. 心理活动耐受力   C. 心理活动强度
   D. 心理防御机制   E. 心理康复力

5. 精神疾病属于
   A. 一般心理问题   B. 严重心理问题   C. 边缘性心理问题
   D. 异常心理   E. 妄想

6. 心理活动的内在协调是指
   A. 知、情、意的完整统一、协调一致
   B. 心理过程和个性的完整统一、协调一致
   C. 感觉、知觉、记忆、思维的完整统一、协调一致
   D. 情感和情绪的完整统一、协调一致
   E. 心理和行为的完整统一、协调一致

7. 个性是否相对稳定是判断心理健康的基本原则之一,它是指
   A. 在没有重大外部环境改变下,个体的气质、性格、能力等的相对稳定
   B. 在重大外部环境改变下,个体的气质、性格、能力等的相对稳定
   C. 无论外部环境怎样,个体的气质、性格、能力等的相对稳定
   D. 客观世界和主观世界的一致性
   E. 心理过程和个性的稳定性

8. 心理健康有一个标准是从创伤刺激的状态恢复到原来心理状况的能力,它即
   A. 心理自控力   B. 心理适应能力   C. 心理康复能力
   D. 心理活动的耐受力   E. 自信心

9. 以下**不属于**一般心理问题的特征的是
   A. 持续时间较短   B. 情绪反应得不到理智控制
   C. 内容尚未泛化   D. 思维保持逻辑性
   E. 个性完整

10. **不属于**严重心理问题特征的是
   A. 持续时间在一年以上　　B. 初始情绪反应剧烈　　　C. 强烈的心身紊乱
   D. 时有个性缺陷　　　　　E. 内容部分泛化

11. 关于个性和健康的关系正确的是
   A. 每一种疾病背后都存在个性问题
   B. 各类精神疾病尤其是神经症都与特殊个性有关
   C. A 型行为与糖尿病有关
   D. C 型特征是冠心病的危险因子
   E. 一种压抑、内心痛苦不向外表达及克制的个性易患哮喘

12. 以下属重大生活事件的是
   A. 不良生活环境　　　　　B. 居住条件差　　　　　　C. 劳动时间过长
   D. 不良交通环境　　　　　E. 家人亡故

13. 心理和精神护理要掌握
   A. 心理学知识　　　　　　B. 精神病学知识　　　　　C. 临床护理知识和技能
   D. 心理干预技术　　　　　E. 以上都需要

14. 心理和精神护理的任务
   A. 研究各类病人的心理行为特点、心理行为变化规律、干预方法和技术
   B. 研究如何运用心理学的理论和方法解决病人的心理问题、调控病人的不良情绪
   C. 不断地研究和完善对各种躯体疾病病人的具体护理方法
   D. 研究如何理解和识别精神病人内心病态体验和正常的心理需要
   E. 以上都是

15. **不属于**心理与精神护理工作对护士要求的是
   A. 良好的职业道德　　　　B. 坚定的理想　　　　　　C. 坚实的专业知识
   D. 稳定的心理素质　　　　E. 娴熟的心理与精神护理技巧

16. 心理和精神护理遵守保密原则属于
   A. 良好的职业道德　　　　B. 稳定的心理素质　　　　C. 坚实的专业知识
   D. 良好的专业技能　　　　E. 坚定的态度

17. 娴熟的心理与精神护理技巧包括
   A. 态度性技巧
   B. 态度性技巧、行为性技巧
   C. 态度性技巧、行为性技巧、语言性技巧
   D. 态度性技巧、行为性技巧、语言性技巧、距离性技巧
   E. 态度性技巧、行为性技巧、语言性技巧、距离性技巧和表情性技巧

18. 护士无条件的关注病人言语和行为的积极面,从而使病人拥有和发挥正向的资源是
   A. 同理心　　B. 真诚　　　C. 积极关注　　D. 非言语技巧　E. 态度性技巧

19. 能够设身处地从别人的角度去体会并理解别人的感觉、需要、情绪与想法是
   A. 同理心　　　B. 积极关注　　C. 尊重　　　　　D. 态度　　　　E. 倾听

20. "良言一句三冬暖,恶语伤人六月寒"指的是
   A. 态度性技巧　　　　　　B. 行为性技巧　　　　　　C. 非言语性技巧
   D. 言语性技巧　　　　　　E. 尊重

第二章　心理过程与个性

学习目标

1. 具有健全的心理素质和高度的责任心。
2. 掌握感觉、知觉、思维、注意的概念;记忆的过程;情绪、情感的分类;需要、挫折及个性心理特征。
3. 熟悉意志的品质、个性的概念和特征。
4. 学会气质类型问卷调查及分析。

第一节　心理过程

心理过程是每个个体都具有的心理活动,它包括了认知过程、情绪情感过程和意志过程。这三个过程彼此依存、彼此影响,对个体健康起着积极或消极的作用。

 工作情景与任务

导入情景:

小李进入护士学校学习二个月,现即将进行期中考试,面对新课程《解剖学基础》,小李非常渴望在期中考试中能取得好成绩,但最近发现该课程内容非常难记,小李担心自己会达不到预期的学习目标,非常苦恼。

工作任务:

1. 请分析小李面临的情绪情感体验。
2. 请指导小李复习《解剖学基础》。

一、认知过程

认知过程是个体获取知识经验的过程,包括感觉、知觉、记忆、思维、想象、注意等心理现象。

(一) 感觉

1. 感觉的概念　感觉(sensation)是人脑对直接作用于感觉器官的客观事物的个别属性的反映。感觉是一种最简单的心理活动,是认知的初级阶段。

2. 感觉的分类　一般可分为外部感觉和内部感觉。

（1）外部感觉：是接受外界信息，反映外界事物的个别属性。包括五种基本感觉：①视觉；②听觉；③嗅觉；④味觉；⑤皮肤觉。

（2）内部感觉：是接受机体内部信息，反映自身位置、运动及内脏状态的个别属性。包括内脏觉、运动觉、平衡觉等。

3. 感受性及其意义　个体感觉能力的大小被称为感受性，衡量感受性的指标是感觉阈值。客观刺激要引起感觉发生，必须达到一定的刺激强度，这种刚能引起感觉发生的最小刺激量被称为感觉阈值。感觉阈值越高，感受性越弱；感觉阈值越低，感受性越强。

 知识窗

人类 5 种基本感觉的感觉阈限比拟值

视觉　晴朗的黑夜中 48 千米以外的一烛光。

听觉　安静环境中 6 米以外的手表滴答声。

味觉　9 升水中的一匙白糖。

嗅觉　弥散于 6 个房间中的一滴香水。

触觉　从 1 厘米距离落到你脸上的一个苍蝇的翅膀。

（二）知觉

1. 知觉的概念　知觉（perception）是人脑对直接作用于感官的客观事物整体属性的反映。通过大脑将其事物的各种个别属性联系起来，整合形成一个整体印象。

2. 知觉的种类

（1）空间知觉：指对物体的形状、大小、深度、方位等空间特性的反映。

（2）时间知觉：指对客观事物延续性和顺序性的反映。

（3）运动知觉：指对物体的静止和运动以及运动速度的反映。

3. 知觉的特征

（1）知觉的选择性：是指在知觉的过程中把知觉对象从背景中区分出来的特性。个体在一定时间里，总是选择对自己有重要意义的刺激物为知觉对象，而把周围其余的事物当成知觉背景，这就是知觉的选择性（图 2-1）。

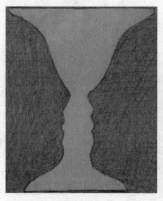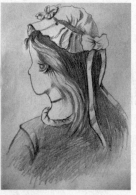

图 2-1　知觉的选择性

（2）知觉的整体性：是指在知觉的过程中将客观事物的个别属性进行整合的特性。知觉的对象有不同的属性,并由不同部分组成,但人们并不将其作为个别、孤立的部分,而总是作为一个整体来知觉(图2-2)。

(3)知觉的理解性:是指在知觉的过程中用已有的知识经验对知觉对象进行解释的特性。人们在知觉过程中,主动地用已有的知识经验对知觉对象做出某种解释,使其具有一定的意义(图2-3)。

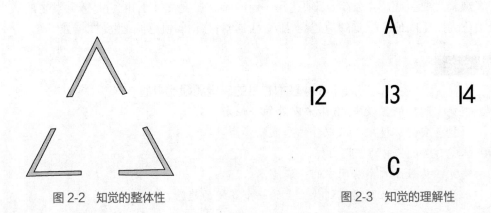

图 2-2　知觉的整体性　　　　　　　　　　图 2-3　知觉的理解性

(4)知觉的恒常性:当知觉条件在一定范围内变化时,个体对物体的知觉仍然保持相对不变,就是知觉的恒常性(图2-4)。知觉的恒常性在生活实践中具有重大意义,它有利于个体正常地认识事物,从而适应不断变化的外界环境。

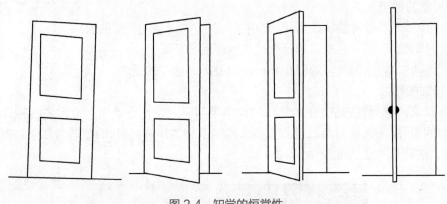

图 2-4　知觉的恒常性

(三)记忆

1. 记忆的概念　记忆(memory)是过去的经验在人脑中的反映。个体感知过的事物、思考过的问题、体验过的情感和从事过的活动等,都能以经验的形式在头脑中保存下来,并在一定条件下再认或回忆出来。

从信息加工的观点看,记忆就是人脑对输入的信息进行编码、储存和提取的过程。记忆是人们学习、工作和生活的基本能力。凭借记忆,人才能积累知识经验,不断成熟起来。

2. 记忆的分类

(1)按照记忆内容可分为4类:①形象记忆:是以感知过的事物表象为内容的记忆,如对人外貌的记忆;②词语逻辑记忆:是以概念、命题等抽象的语言符号为内容的记忆,如人对语言文字的记忆;③情绪记忆:是以体验过的情绪为内容的记忆;④运动记忆:是对做过的动作的记忆。

课堂讨论

影响疼痛的因素

痛觉是一种极其复杂的感觉。强烈的疼痛不仅导致躯体功能紊乱,而且对病人的心理和日常生活造成很大的伤害。以手术后病人为例,讨论影响疼痛的主要因素:

1. 对疼痛的态度　个体对疼痛的态度影响个体的痛觉感受性。

2. 注意　注意或分心会影响病人的疼痛感受。讨论术后病人白天与晚上的疼痛程度。

3. 暗示　暗示对疼痛的影响也很大。

4. 情绪　正性情绪与负性情绪对痛觉有不同的影响。

（2）按照记忆保持的时间可分为:瞬时记忆、短时记忆和长时记忆。①瞬时记忆:也称为感觉记忆,是刺激停止后,感觉信息在极短时间内的保存,一般为0.25~2秒。如果这些信息及时被加工,则进入短时记忆,否则就会被遗忘;②短时记忆:当瞬时记忆的内容引起个体注意后,信息就会由瞬时记忆进入短时记忆,其保持时间一般不超过1分钟。短时记忆的容量较为有限,一般（7±2）个项目;③长时记忆:是指信息保持时间在1分钟以上,乃至终生的记忆,短时记忆的信息反复强化形成长时记忆。长时记忆的存储容量几乎是无限大的。

3. 记忆的过程　包括识记、保持、再认或回忆三个基本过程。

（1）识记:是识别并记住事物,实际就是人的学习过程。识记是信息输入和编码的过程。

（2）保持:是对识记过的事物进行加工、巩固和保存的过程。它是信息存储、再认和回忆的必要条件。保持能力是衡量记忆品质优劣的重要标志之一。

（3）再认或回忆:是记忆过程的最后一个环节,是对存储的信息提取的过程。①再认:经历过的事物再度出现时能够确认的过程,如考卷中的选择题;②回忆:经历过的事物不在眼前时能够在头脑中重现的过程,是信息提取的高级过程,如考卷中的简答题。

4. 遗忘　遗忘是对识记过的事物不能再认和回忆或出现错误的再认和回忆,是与保持相反的过程。德国心理学家艾宾浩斯率先对遗忘的规律进行了系统研究,并将其规律绘制成曲线,称为"艾宾浩斯遗忘曲线"（图2-5）。该曲线揭示了两条规律:一是遗忘与时间呈正相关,时间越长,遗忘越多;二是遗忘的进程先快后慢。

知识窗

增强记忆的方法

1. 注意集中　一心不可二用。

2. 兴趣浓厚　对学习内容要有兴趣。

3. 理解记忆　理解是记忆的基础,不能只靠死记硬背。

4. 强化学习　对学习内容多记几遍。

5. 及时复习　对刚学过的知识及时温习。

6. 经常回忆　经常尝试回忆,使记忆错误得到纠正,遗漏得到弥补。

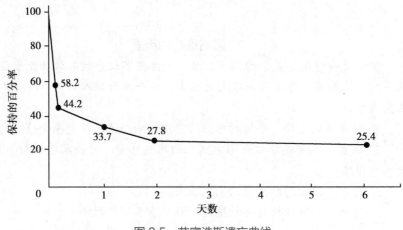

图 2-5　艾宾浩斯遗忘曲线

（四）思维

1. 思维的概念　思维（thinking）是人脑对客观事物间接的、概括的反映。它反映的是一类物质的本质属性、内在联系和发展规律，是认识过程的高级阶段。

2. 思维的特征　思维具有间接性和概括性的特征。

（1）间接性：是指思维对客观事物的反映并不是客观事物直接作用的结果，而是借助一定的媒介和知识经验来认识客观事物，并能预见事物的发展与结果。如借助于 X 线诊断肺部疾患等。

（2）概括性：是指思维不是对事物具体的、表面特征的认识，而是对事物共同的、本质特征的认识。如临床上对急性炎症的认识，思维舍弃了感知觉信息中的具体形状、大小等非本质特征，而把红、肿、热、痛和功能障碍这一共同的、本质的特征加以总结概括了出来。

3. 思维的分类　依据不同的分类方法，可把思维分成不同的类型：

（1）根据思维的方式分类：可分为动作思维、形象思维和抽象思维。①动作思维：是一种以实际动作作为支柱的思维；②形象思维：是一种以直观形象和表象作为支柱的思维；③抽象思维：是一种运用抽象概念和理论知识解决问题的思维。

（2）根据思维探索目标的方向分类：可分为聚合思维和发散思维。①聚合思维：是把各种信息聚合起来，朝一个方向聚敛进行，形成唯一答案的思维，也叫集中思维或求同思维；②发散思维：是从一个目标出发，沿不同路径，寻找多种不同答案的思维，也叫分散思维或求异思维。

（3）根据思维的创新程度分类：可分为常规性思维和创造性思维。①常规性思维：是用惯常的方法来解决问题的思维。常规性思维在解决问题中没有创新，但在日常生活中，具有重要作用；②创造性思维：是打破常规，推陈出新的思维。创造性思维在科学发明、社会改革中有极为重要的作用，它能够解决那些没有固定方法、没有现成答案的新情况、新问题。

4. 思维的过程

（1）分析与综合：分析与综合是思维的基本过程。分析是在头脑中把事物整体分解为各个部分、各个方面或各种属性的思维过程。综合是在头脑中把事物的各个部分、各个方面、各种属性结合起来，形成一个整体的过程。

（2）比较：比较是在头脑中确定事物之间的相同点和不同点及其关系的思维过程。分析与综合是比较的基础，比较是抽象与概括的必要前提。

（3）抽象与概括：抽象是在头脑中把事物的本质特征抽取出来,舍弃其非本质特征的思维过程。概括是在头脑中把抽象出来的本质特征综合起来,并推广到同类事物中去的思维过程。

（五）想象

1. 想象的概念 想象（imagination）是对头脑中已有的表象进行加工改造,形成新形象的过程。想象的基本素材是表象。所谓表象是指曾经感知过的事物在头脑中留下的形象。

2. 想象的分类

（1）无意想象：是没有预定目的、不自觉的想象。

（2）有意想象：是有一定目的、自觉进行的想象。依据有意想象内容的新颖性、独立性、创造性的不同,有意想象可分为再造想象、创造想象和幻想。

（六）注意

1. 注意的概念 注意（attention）是心理活动对一定对象的指向和集中。指向性和集中性是注意的两个特点。指向性是指心理活动有选择地朝向一定事物,并保持一定的时间。集中性是将心理活动聚集在所选择的事物上以保证反映清晰。

2. 注意的分类 根据有无目的和意志努力的程度,可以把注意分为三类：

（1）无意注意：是指没有预定目的、也不需要意志努力的注意。它主要由周围环境中突然出现的变化所引起。

（2）有意注意：是指有预定目的、并需意志努力的注意。它是一种受意识的调节和支配,服从主体的需要,具有积极、主动的特性的注意。

（3）有意后注意：是指有预定目的但不需意志努力的注意。它是在有意注意的基础上发展起来的,当对有意注意的对象产生浓厚的兴趣或熟练到一定程度时,维持注意就不再需要意志努力,有意注意就转变为有意后注意。

3. 注意的品质

（1）注意的广度：又称注意的范围,是指在同一时间内所注意的对象数量。同一时间内所能注意到的对象数量越多,注意的范围就越大,反之则越小。

（2）注意的稳定性：是指注意长时间地保持在某种事物或活动上。

（3）注意的分配：是指在同一时间内,把注意指向不同的对象或活动。

（4）注意的转移：是指根据新的任务,主动地把注意从一个对象转移到另一个对象上。

二、情绪、情感过程

（一）情绪、情感的概念

个体对客观事物是否满足自己的需要而产生的态度体验称为情绪、情感。当客观事物能满足个体的需要,就会产生趋向于这些事物的态度,即满意、愉快、喜爱、赞叹等;如不符合个体的需要,则会产生背向于这些事物的态度,即不满意、烦恼、忧虑、厌恶等。

情绪、情感是由独特的主观体验、外部表现和生理唤醒三部分组成的。

1. 主观体验 是指个体对不同情绪、情感状态的自我感受,如喜、怒、哀、乐等。每一种情绪、情感都有不同的主观体验,都代表了个体对特定事物的不同感受,也构成了每个人情绪、情感的心理内容。

2. 外部表现 是指情绪、情感发生时,在姿势表情、面部表情、语调表情等方面的表现。

3. 生理唤醒 是指伴随情绪、情感发生时的生理反应,它涉及一系列生理活动过程,如神经系统、循环系统、内分泌系统等活动。任何情绪、情感都伴随着一系列的生理变化,这种生理变化使个体产生独特的情绪、情感体验。

(二)情绪、情感的联系与区别

情绪、情感是同一类心理过程中不同的两个侧面,有时统称为情绪,具体可以按以下理解:情绪(emotion)主要与机体的生理需要是否获得满足相联系,是人与动物共有的;情感(feeling)与社会性需要是否获得满足相联系(表2-1)。

表2-1 情绪与情感的区别

情绪	情感
与生理性需要相关联	与社会性需要相关联
发生早、人与动物共有	发生晚、人类独有
具有外显性、情境性、激动性、暂时性	具有内隐性、稳定性、深刻性、持久性

(三)情绪、情感的分类

1. 原始情绪 又称基本情绪,是人和动物共有的与本能活动相联系的情绪。它包括四种基本类型:

(1)快乐:是指个体的生物性需要得到满足时产生的情绪体验。快乐的程度取决于需要满足的程度。从程度上看,快乐又可分为满意、愉快、欢乐、狂喜等。

(2)愤怒:是指个体需要受到外界干扰而产生的情绪体验。愤怒的程度取决于干扰的程度、次数及方式,并受个性心理影响。可分为不满、愠怒、大怒、暴怒等。

(3)悲哀:是指需要的对象遗失、破裂或幻灭时所产生的情绪体验。悲哀的程度取决于需要对象的价值。根据程度不同,悲哀可分为遗憾、失望、难过、悲伤、极度哀痛等。

(4)恐惧:是指个体需要摆脱某种危险情境但又无能为力时产生的情绪体验。引起恐惧的刺激因素是多方面的,但关键因素还是主体自身缺乏处理可怕情境的能力。恐惧的等级可分为惊讶、害怕、惊骇、恐怖等。

2. 情绪状态 根据情绪发生的强度、速度、紧张度和持续性,可把个体的情绪状态分为三类:

(1)心境:是一种微弱而持久的情绪状态。它构成了个体的心理活动背景,影响着个体的整个精神活动。心境通常被人们称为心情,它具有广延、弥漫、持久的特点。

(2)激情:是一种强烈而短暂的、爆发式的情绪状态。激情发生时往往伴有生理变化和明显的外部行为表现,如暴怒时个体全身肌肉紧张、双目直视、怒发冲冠、咬牙切齿、紧握双拳等;狂喜时眉开眼笑、手舞足蹈。激情状态下,个体的认识活动范围缩小,自控能力减弱,以致不能正确评价自己行动的意义及后果。

(3)应激:是出乎意料的紧急情况所引起的高度情绪紧张状态。突发事件、意外事故、过强的精神刺激都可导致应激状态。应激可使个体的肌张力、血压、内分泌、心率、呼吸及代谢水平发生剧烈变化。由于身体各部分功能的改变,从而使个体发生不同的心理行为变化。

3. 情感的分类

(1)道德感:是个体根据一定的道德标准,评价自己和他人的言行、思想、意图时产生的一种情感体验。当思想、行为符合这些标准时,个体就会产生肯定的情感体验,感到满意、愉快;反之,则痛苦不安。

(2)理智感:是由个体认识和追求真理的需要是否得到满足而产生的一种情感体验。理智感是与人的求知欲、认识兴趣、解决问题等社会需要相联系的。

(3)美感:是由客观现实或人的言行、思想和意图是否符合个体的美的需要所产生的一种情感体验。美感是由一定的对象引起的,包括自然美感、社会美感和艺术美感三种。

三、意志过程

1. 意志过程的概念 意志过程是指能够自觉地确定目标,并根据目标去克服困难、实现目标的心理过程。

意志也称为意志行动,具有以下的特征:

(1)明确的目的性:自觉地确定目标是意志的重要特征。个体一切无意识的行动都不是意志行动,离开了自觉的目标,意志便失去了存在的前提。意志行动的目标越明确、越高尚、越远大,意志水平就越高,行为的盲目性和冲动性也就越小。

(2)与克服困难相联系:克服困难是意志的核心所在。目的的确立与实现,通常会遇到各种困难,克服困难的过程就是意志的过程。

(3)以随意运动为基础:随意运动是指由个体的主观意识控制的、完成活动的最基本的活动技能。

2. 意志的品质 意志品质是指个体比较稳定的意志特点,它包括以下四个方面:

(1)自觉性:是指个体有明确的行动目标,并能充分认识行动的意义,使自己的行动自觉地服从正确目的和社会要求的品质。

(2)果断性:是指个体善于明辨是非、抓住时机、迅速而合理地采取决定并执行决定的一种品质。

(3)自制性:是指个体善于控制和调节自己的情绪和行为的品质。

(4)坚韧性:是指个体在执行决定时能顽强地克服各种困难,坚决地实现预定目的的意志品质。

第二节 个 性

一、个性的概念与特征

(一)个性的概念

个性是指个体在日常生活中所表现出来的相对稳定的个性心理倾向和个性心理特征的总和。个性心理倾向是指推动个体从事各种活动的动力系统,包括需要、动机、兴趣、理想、信念、价值观等;个性心理特征是指个体在进行各种心理活动时所表现出来的个人特征,包括能力、气质、性格等。

(二)个性的特征

1. 整体性 个性是一个完整的统一体。个性心理倾向、个性心理特征和心理过程有机地结合在一起,并互相影响和制约。

2. 稳定性 个性是个体在社会化过程中逐渐形成的。个性一经形成便具有相对稳定性,即所谓"江山易改,本性难移"。但个性并不是一成不变的,而是可塑的。

3. 独特性 是指个体的个性差异性。俗话说"世界上没有完全相同的两个人",指的就是个体间的个性差异。

4. 社会性 是指体现在个体身上的社会化程度或一定的角色行为。人的本质属性是社会性。社会对各种角色行为的规范和要求必然在个性中有所体现,使其成为一个符合该社会要求的成员。

二、个性倾向性

个性倾向性是反映人个体对事物的态度、行为和积极性的心理倾向和行为趋向的个性成分。主要由需要、动机、兴趣、理想、信念和世界观等构成。

(一) 需要

1. 需要的概念 需要(need)是个体生理需求和社会需求在人脑中的反映,表现为个体对某种目标的渴求和欲望。

2. 需要的分类 个体的需要是多种多样的,可按以下标准进行归类。

(1) 根据需要产生的根源可分为生理性需要和社会性需要

生理性需要又称自然需要,是人脑对生理需求的反映。它是人类最原始的和最基本的需要,主要指保存和维护有机体生命和延续种族所必需的要求。如饮食、睡眠、运动、休息、排泄及性的需要等,是人与动物共有的。

社会性需要是人类在社会活动中逐渐形成的高级需求,是人类所特有的。它是在生理需要的基础上,在社会政治、经济、文化、教育等因素广泛影响下形成的,如劳动的需要,交往的需要,成就的需要等。社会性需要得不到满足,就会使个体产生焦虑、痛苦的情绪。

(2) 根据需要指向的对象可分为物质需要和精神需要

物质需要是指个体对社会物质生活条件的需要,如对衣食住行的需要和对日常生活对象的需要等。

精神需要是指个体对社会精神生活及其产品的需要,如求知的需要、交往的需要、爱的需要、尊重与荣誉的需要、审美的需要、成就的需要等。

3. 需要的层次理论

美国著名的人本主义心理学家马斯洛把人的多种需要归纳为五大类,并按照他们发生的先后次序分为五个层次(图2-6)。

(1) 生理的需要:是维持人类生存和发展的最基本、最原始的本能需要,如摄食、饮水、睡眠、性及其他生理功能的需要。

(2) 安全的需要:是对稳定、安全、秩序、受保护的需要,包括生命和财产的安全不受侵害,身体健康有保障,生活条件安全稳定等方面的需要。

(3) 归属与爱的需要:主要是指个体需要参加和依附于某个组织和个人。爱的需要包括给予和接受,如人际交往、友谊、为群体和社会所接受和承认等。

(4) 尊重的需要:包括自我尊重和受人尊重两方面。前者包括自尊、自信、自豪等心理上的满足感;后者包括名誉、地位、赏识等满足感。

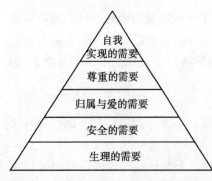

图2-6 马斯洛需要层次理论示意图

（5）自我实现的需要：指人有发挥自己的能力及实现自身的理想和价值的需要。这是最高层次的需要。

马斯洛认为，需要的满足是由低层次向高层次不断发展的，只有低层次的需要得到了满足，才能产生较高层次的需要。

（二）动机

1. 动机的概念　动机（motivation）是激发和维持个体进行活动，并使活动朝向某一目标的内部原因和动力。个体的一切活动都是由一定的动机所引起的，动机是个体活动的直接动力，是引起或消除个体行动的一种内部动力。动机是由需要引发的。

2. 动机的功能　动机在个体的行为活动中具有以下功能：

（1）激发功能：个体的活动都是由一定的动机引起或发动的，动机对活动起着启动作用。动机的性质和程度不同，对行为影响作用的大小也不同。

（2）指向功能：在动机的支配下，个体的活动总是指向一定的目标或对象，行动朝着预定的目标进行。动机不同，个体活动的方向和追求的目标也不同。

（3）维持功能：行为从发动到达到目的，需要一个或长或短的过程。动机是保持行为持续进行的动力。

（4）调节功能：动机对个体行为活动的强度、时间和方向不断进行调节，才使得行为能够达到既定目标。

3. 动机的冲突　在同一个时间内，个体的多种需要不可能同时满足。特别是这些动机又表现为相互矛盾时，个体难以取舍，陷入动机冲突状态。动机冲突主要有以下三种类型：

（1）双趋冲突：指对个体具有同样吸引力的两个目标同时出现，但由于条件限制、必须选择其中之一而要放弃另一个时所引起的冲突。如"鱼与熊掌不能兼得"的冲突。

（2）双避冲突：指同时有两个对个体将产生威胁的目标出现时，个体必须接受其中一个，才能避开另一个，如"前有悬崖，后有追兵"，左右为难，进退维谷的处境造成的心理冲突。

（3）趋避冲突：指个体对某一目标产生两种相反的动机而产生的内在冲突，一方面希望接近它，另一方面又厌恶而想回避它。比如：想吃甜食又怕发胖，既想又怕的冲突。

（三）挫折

1. 挫折的概念　在动机驱动下，个体为了实现既定目标，采取相应手段或行动，但由于主、客观条件的限制，行动可能受到阻碍，从而导致预期目标无法实现。在这种情况下，个体便会产生相应的认识偏差和情绪反应，如失望、自责、后悔、紧张、焦虑、抑郁、沮丧等。心理学上将这种因指向目标的行动受阻而无法达到预期目标所产生的认识偏差和情绪反应称为挫折。

2. 挫折的原因

（1）外在因素：包括自然因素和社会因素。环境的变迁、自然灾害以及时间、空间因素等均可成为阻碍动机实现的自然因素。个体的经济地位、社会地位、家庭环境以及与家庭成员的人际关系等，均可成为阻碍实现既定目标的社会因素。此外，文化背景、宗教信仰等均可成为引起挫折的因素；社会制度、种族等社会因素在动机实现过程中也起到很重要的作用。

（2）内在因素：包括生理因素和心理因素等。由于先天遗传或后天的原因所导致的某些生理缺陷均是阻碍动机实现的生理因素,如色盲不可能成为画家等。个体的个性特征、智力水平等则是引起挫折的心理因素。个体的兴趣爱好、理解力、判断力、观察力等特征对达成预期目标起着重要作用。

3. 影响挫折承受能力的因素

(1) 生理因素:如男性和女性对挫折的承受能力不同;身体健康者对挫折的承受能力强于体弱多病者;青壮年对挫折的承受能力强于老年和儿童。

(2) 心理因素:如个性健全者对挫折的承受能力强于个性明显有缺陷者;兴趣、爱好广泛者承受挫折的能力强于兴趣、爱好较少者。

(3) 社会因素:如受教育程度较高者,其承受挫折的能力一般强于文化程度较低者;生活经验丰富者强于生活经验较少者;过去经历过较大挫折者的承受能力相对也较强;家庭和社会支持系统完好者,其承受挫折的能力强,反之则承受能力弱。

三、个性心理特征

个性心理特征是个体在心理过程中经常表现出来的稳定的心理特点。它集中地反映了个体心理面貌的独特性、个别性,因此它被认为是个性结构中的差异系统,具体包括能力、气质、性格等。

(一) 能力

1. 能力的概念　能力(ability)是指个体顺利完成某种活动所必备的个性心理特征。能力与活动密切相关,个体的能力总是在一定的活动中形成、发展和表现出来的。

2. 能力的分类　可分为一般能力和特殊能力。

(1) 一般能力:是指个体从事任何活动都必需具备的基本能力,如观察力、记忆力、思维力、想象力等,即通常所说的智力,其中思维力是智力的核心。一般能力具有普遍意义,学习、工作、发明、创造等活动的顺利完成都离不开一般能力。

(2) 特殊能力:是指个体从事某种特殊专业活动时所需要的能力,如外科医生的手术能力、护士的护理能力、演员的模仿能力、画家对色彩的鉴别能力等。

3. 能力的个体差异　由于遗传素质、后天环境和从事的实践活动不同,个体之间在能力上存在着差异。这种差异表现在以下几方面:

(1) 能力的类型差异:个体在能力类型上的差异主要表现在感知、记忆、思维等几个方面。①在感知方面的差异表现为:有的人属于综合型,进行观察时具有较高的概括性和整体性,但分析能力较弱;有的人属于分析型,对事物细节感知清晰,但对事物的整体知觉较差;还有的人属于分析综合型,兼有上述两类的特点。②在记忆方面的差异表现为:视觉记忆型、听觉记忆型、运动记忆型和混合型等类型。③在思维方面的差异表现为:思维活动的敏捷性、深刻性、灵活性和独创性等方面。有的人思维敏捷、反应迅速,有的人则思维迟缓;有的人思路清晰、深刻、逻辑性强,有的人则思路零乱、模糊、浮浅、缺乏条理性。

(2) 能力的水平差异:个体的能力大小、智力水平高低,在工作、学习、解决问题等方面出现了差异。如在学习上表现为:能力强的人接受知识快而且牢固,能力差的人则接受慢且不牢固。

(3) 能力表现的早晚差异:能力就其表现出来的时间性而言,有早有晚,特别是某些特殊能力或称专门能力更为明显。

4. 影响能力形成和发展的因素　能力的形成受多方面因素的影响,遗传因素、环境和

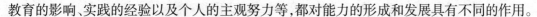

教育的影响、实践的经验以及个人的主观努力等,都对能力的形成和发展具有不同的作用。

（1）遗传因素:指与遗传基因相关的、人与生俱来的解剖、生理特点,如机体的构造、大脑的结构、神经系统活动的特点等。

（2）环境因素:家庭环境、学校环境和社会环境都会对能力的形成和发展产生重要影响。尤其是良好的早期环境,可以明显地促进智力的发展。

（3）社会实践活动:个体的各种能力是在社会实践活动中逐渐发展起来的。

（4）主观努力:环境和教育等作为影响智力发展的外部条件十分重要,但如果缺少个体的主观努力和勤奋,即使上述诸因素具有优势,也无法使能力得以顺利发展并取得成就。

(二) 气质

1. 气质的概念　气质（temperament）是指个体心理活动动力特点的总和。所谓心理活动的动力,是指以下心理特点:一是心理过程的速度和稳定性,如知觉的速度、思维的灵活程度、注意集中时间的长短等;二是心理过程的强度,如情绪的强弱、意志努力的程度等;三是心理过程的指向性,包括外倾性和内倾性。

2. 气质的特征

（1）气质具有先天性的特征:气质的生理基础是神经系统类型,气质类型就是高级神经活动类型在人的活动中的表现。因此,气质同遗传因素有关,具有先天性的特点。

（2）气质是典型的稳定的个性特征:气质总是表现出一定的类型特点,这些特点在个体身上是典型和稳定的。如有的人总是聪明、伶俐、乐观、活泼;有的人总是那么威严、傲慢、暴躁;有的人总是四平八稳、反应缓慢;有的人总是马马虎虎、毛手毛脚。

（3）气质随年龄和环境条件的变化而具有可塑的特点:年龄、生活环境、文化教育及主观努力都是影响气质变化的因素。

3. 气质的类型

（1）气质的体液学说:古希腊医生希波克拉底提出了四种体液的气质学说,他认为人体内有四种体液,分别是血液、黏液、黄胆汁、黑胆汁。不同的人体内占优势的体液不同,在体液中,血液占优势的为多血质,黏液占优势的为黏液质,黄胆汁占优势的为胆汁质,黑胆汁占优势的为抑郁质。

多血质、胆汁质、黏液质和抑郁质四种气质类型的基本特征见表2-2。

表2-2　气质类型及主要特征

气质类型	主要特征
多血质	活泼开朗　好动　善交际　健谈　兴趣多变　外倾
胆汁质	精神充沛　动作快　有力　性情变化激烈　情绪不稳定易冲动　严重外倾
黏液质	安静沉着　善忍耐　情感不外露　固执　情绪稳定　内倾
抑郁质	敏感　怯弱　孤僻　多愁善感　情感深厚而持久　行动迟缓　严重内倾

（2）高级神经活动类型说:前苏联生理学家巴甫洛夫的高级神经活动学说认为,神经活动的基本过程是兴奋和抑制。兴奋和抑制这两种基本过程有三种基本的特性:即兴奋与抑制过程的强度、平衡性和灵活性。巴甫洛夫根据这三种特性的不同结合,把高级神经活动分为四种类型:兴奋型、活泼型、安静型和抑制型。这四种基本类型与体液说的四种气质类型有相对应关系（表2-3）。

表 2-3　高级神经活动类型与气质类型对照表

高级神经活动类型	神经过程基本特征			气质类型
	强度	平衡性	灵活性	
兴奋型	强	不平衡	—	胆汁质
活泼型	强	平衡	灵活	多血质
安静型	强	平衡	不灵活	黏液质
抑制型	弱	—	—	抑郁质

巴甫洛夫指出,纯粹属于这四种气质类型的人并不占多数,多数人属于两种或三种类型结合的中间型。

气质是心理现象,高级神经活动类型是生理现象,高级神经活动类型是气质的生理基础,气质是高级神经活动类型的心理表现。

此外,关于气质类型还有血型说、体型说、激素说、阴阳说等。

（三）性格

1. 性格的概念　性格（character）是个体对现实比较稳定的态度和习惯化了的行为方式。性格在个性中处于核心的地位,它是个体区别于其他人的独特心理特点。

2. 性格的特征　性格是由许多个别特征所组成的复杂心理结构。

（1）性格的态度特征:指个体在对客观现实的稳固态度方面的特征,具体表现在以下三个方面:①对社会、集体、他人的态度;②对工作、学习、劳动的态度;③对自己的态度。

（2）性格的意志特征:指个体在调节和控制自己行为方式方面的特征,主要表现在个体行为的目的性、自制性,果断性和坚韧性等方面。

（3）性格的情绪特征:指情绪活动的强度、稳定性、持久性和主导心境等方面的特征。如有的人情绪很强烈,易受情绪支配,难以自控;有的人情绪比较微弱,他们的活动受情绪影响较小。

（4）性格的理智特征:指人在认知过程中表现出来的认知特点和风格的个体差异,也称性格的认知特征。如在观察事物时,有人注意细节,有人注意整体等。

性格的特征不是独立存在的,而是彼此紧密联系、相互影响的,它们共同构成了性格结构的整体。

3. 性格的类型　是指某些性格特点的独特结合,常见的性格类型有以下几种。

（1）根据理智、情绪、意志三者在心理功能方面哪一个占优势,可把性格分为理智型、情绪型和意志型。理智型:通常用理智来衡量一切,并支配自己的活动;情绪型:情绪体验深刻,言行举止易受情绪影响;意志型:意志占优势,行为目标明确、主动自觉、勇敢、果断、自制力强、不易受外界因素的干扰。

（2）按照心理活动指向外部世界还是内部世界,可把性格分为外向型和内向型。外向型:心理活动指向外部世界,表现为活泼开朗、热情大方、不拘小节、情绪外露、善于交际、反应迅速、易适应环境的变化、不介意别人的评价;内向型:心理活动指向内部世界,一般表现为以自我为出发点、感情比较深沉、办事小心谨慎、多思但付之于行动的少、反应缓慢、不善交往、适应环境的能力较差、很注重别人对自己的评价。

（沈丽华）

自测题

1. 心理过程包括
   A. 能力、气质和性格　　　B. 认知、个性和意志　　　C. 认知、情感和意志
   D. 动机、需要和意志　　　E. 能力、性格和意志

2. 看到桌子上有一个苹果是
   A. 感觉　　　B. 知觉　　　C. 记忆　　　D. 思维　　　E. 想象

3. 关于知觉的特征下列**错误**的是
   A. 知觉的选择性　　　　B. 知觉的正确性　　　　C. 知觉的理解性
   D. 知觉的整体性　　　　E. 知觉的恒常性

4. 按记忆的内容分类将记忆分为
   A. 形象记忆、语词记忆、情绪记忆、运动记忆
   B. 形象记忆、情绪记忆、运动记忆
   C. 瞬时记忆、短时记忆、长时记忆
   D. 认知记忆、情绪记忆、运动记忆
   E. 识记、保持、再认、回忆

5. 早上起床发现窗外的地面都湿了,因此推断昨晚下过雨了,这是思维属性中的
   A. 间接性、概括性　　　B. 概括性　　　　　C. 间接性
   D. 推断性　　　　　　　E. 整体性

6. 注意是一种伴随各种心理过程的心理活动,它具有四个品质,下列**错误**的是
   A. 注意的广度　　　　　B. 注意的分配　　　　　C. 注意的转移
   D. 注意的选择性　　　　E. 注意的稳定性

7. 情绪情感三方面的内容包括
   A. 姿势表情、面部表情、语调表情　　　B. 社会性、自然性、生理性
   C. 主观体验、外部表情、生理唤起　　　D. 面部表情、行为反应、语调表情
   E. 情绪调控、情绪动机、健康功能

8. 对花落泪、对月伤情是
   A. 心境　　　B. 抑郁　　　C. 激情　　　D. 情绪　　　E. 应激

9. 人们认识和追求真理的需要是否得到满足而产生的体验是
   A. 道德感　　　B. 认知过程　　　C. 美感　　　D. 快乐感　　　E. 理智感

10. 自制性是意志的一个品质,它是指善于控制和调节自己的情绪和行为的品质。它的相反品质是
    A. 犹豫不决　　B. 独断性　　C. 盲目性　　D. 顽固性　　E. 任性和怯懦

11. 患者在是去医院拔牙还是在家再忍一忍之间犹豫不决是处于冲突中的
    A. 趋避冲突　　B. 双避冲突　　C. 双趋冲突　　D. 多重冲突　　E. 生死冲突

12. 个性包括
    A. 能力、气质和性格　　　　　　B. 动机、需要和兴趣
    C. 个性心理特征和个性倾向性　　D. 个性心理特征和行为方式
    E. 情绪、情感和意志

13. 个性心理倾向包括

A. 需要、动机
B. 需要、动机、兴趣

C. 需要、动机、兴趣、理想
D. 需要、动机、兴趣、理想、信念

E. 需要、动机、兴趣、理想、信念、世界观

14. 心理学家马斯洛把人的各种各样的需要分为

A. 生理需要、安全需要、精神需要

B. 生理需要、安全需要、物质需要

C. 生理需要、安全需要、归属和爱的需要

D. 生理需要、安全需要、归属和爱的需要、尊重的需要

E. 生理需要、安全需要、归属和爱的需要、尊重的需要、自我实现的需要

15. 外科医生的手术能力、护士的护理能力属于

A. 一般能力　　B. 特殊能力　　C. 智力　　D. 操作能力　　E. 思维能力

16. 气质具有

A. 先天性　　B. 后天培养　　C. 先天加后天　　D. 可塑性　　E. 高雅性

17. 有一种人，他们的感受性很强、往往为一点微不足道的事而动感情，耐受性、可塑性、敏捷性都较弱，他们属于的气质类型是

A. 胆汁质　　B. 多血质　　C. 黏液质　　D. 抑郁质　　E. 弱小质

18. 性格具有

A. 先天性　　B. 后天性　　C. 不可变性　　D. 稳定性　　E. 高雅性

19. 在观察事物时，人和人表现不同，有的人注意细节，有的人注意整体，这是人和人之间在哪个方面的不同

A. 性格的态度特征　　　B. 性格的意志特征　　　C. 性格的情绪特征

D. 性格的理智特征　　　E. 性格的先天特征

20. 心理活动指向外部世界，表现为活泼开朗、热情大方、不拘小节、情绪外露、善于交际、反应迅速、易适应环境的变化、不介意别人的评价的性格类型是

A. 理智型　　B. 情绪型　　C. 意志型　　D. 内向型　　E. 外向型

第三章 心理应激与危机干预

 学习目标

1. 具有良好的心理素质,提升换位思考能力。
2. 掌握心理应激的过程、常见心理危机和心理危机干预技术。
3. 熟悉心理应激与健康的关系、引起心理危机的常见原因。
4. 了解心理应激、心理危机的概念。

第一节 心理应激

应激是个体对环境威胁和挑战的适应和应对的过程,其结果可以是适应的或不适应的。

 工作情景与任务

导入情景:

张阿姨,47岁,从事石油研究工作。一日洗澡时发现,左侧乳房有包块,并伴刺痛。在丈夫的陪同下,进院检查,医生诊断为乳腺癌,在医院做了乳腺癌根治术。术后张阿姨看到乳房缺失的自己,觉得自己是个不完整的人,常想别人会怎么看自己,以后的生活该怎么办?

工作任务:

1. 请分析张阿姨术后出现担忧的原因。
2. 请从心理应激理论角度出发帮助张阿姨。

一、心理应激的概念

心理应激(psychological stress)是指个体在察觉需求与满足需求的能力不平衡时所表现出的心身紧张状态。个体在生存和发展的过程中,会不断产生生理、心理需求,但个体必须依靠自身的努力来满足这些需求。当需求和满足需求的能力不适应时,就会出现不平衡。

知识窗

塞里的应激三阶段

　　加拿大生理学家塞里把应激分为三个阶段：警觉反应期、抵抗期和衰竭期。当生物体遭遇到体内或体外的应激源时，警觉反应就会发生，人体会产生一个低于正常水平的抗拒，这个短时抗拒会引发一系列防御反应。主要表现为心跳加快、肌肉收缩、呼吸频率增加等。如果这种反应有效，警戒就会消退。否则将进入抗拒期，这时人体内会出现各种各样复杂的神经生理变化，提供更多的蛋白质应付各种紧张情况。如果这时候应激源仍然存在，就会进入衰竭期。这时人体能量耗尽，机体抵抗能力达到极限，表现为焦虑、头痛、全身不适等精神紧张状态。

二、心理应激的过程

　　心理应激是一个过程，它包括了应激源、中介机制、应激反应和反应结果四个部分。

（一）应激源

　　应激源（stressor）也称为生活事件，是指日常生活中经常面临的各种各样的问题，是造成心理应激并可能进而损害个体健康的刺激源。以下从三个维度对应激源进行分类：

　　1. 按事件的内容分类

　　（1）工作情景：包括工作环境、工作变化、工作压力等。

　　（2）家庭生活环境变化：如离婚、居丧、生活变迁等。

　　（3）社会环境变化：如社会动荡、交通拥挤、失业等。

　　（4）不良的人际关系：如与邻里、同事、领导关系不佳等。

　　（5）经济方面的问题：如经济上的困难或变故、负债等。

　　（6）自身健康状况和自我实现等。

　　2. 按事件对个体的影响分类

　　（1）正性生活事件：是指使个体产生愉快心情的事件，如结婚、晋升、中奖等。

　　（2）负性生活事件：是指对个体心身都造成消极作用的事件，这些事件都具有明显的厌恶性质或给人带来痛苦、悲哀的心境，如居丧、人际关系不和等。

　　3. 按事件的内外环境刺激因素分类

　　（1）躯体性应激源：是指作用于人的机体，直接产生刺激作用的刺激物。包括各种理化和生物学刺激物，如高温或低温、电击、辐射、强烈的噪声、损伤和疾病等。

　　（2）心理性应激源：是指导致个体产生焦虑、恐惧和抑郁等情绪反应的各种心理冲突和心理挫折。

　　（3）社会性应激源：是指来自社会各方面的刺激因素，如社会动荡、经济收入、家庭结构变化、天灾人祸、战争等。

　　（4）文化性应激源：是指因语言、风俗习惯、宗教信仰、生活方式、观念等社会文化环境的改变引起应激的刺激和压力，如出国留学、移民等。

　　我国学者在国外研究的基础上，结合本国国情编制了生活事件量表，该量表列举了中国人常见的65项生活事件，包括职业、学习、婚姻和恋爱、家庭和子女、经济、司法、人际关系等方面的内容（表3-1）。

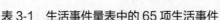

表 3-1　生活事件量表中的 65 项生活事件

生活事件			
1. 丧偶	18. 大量借贷	35. 家属行政处分	52. 工种更动
2. 子女死亡	19. 突出成就荣誉	36. 名誉受损	53. 学习困难
3. 父母死亡	20. 恢复政治名誉	37. 中额借贷	54. 流产
4. 离婚	21. 重病外伤	38. 财产损失	55. 家庭成员纠纷
5. 父母离婚	22. 严重差错事故	39. 退学	56. 和上级冲突
6. 夫妻感情破裂	23. 开始恋爱	40. 好友去世	57. 入学或就业
7. 子女出生	24. 行政纪律处分	41. 法律纠纷	58. 参军复员
8. 开除	25. 复婚	42. 收入显著	59. 受惊
9. 刑事处分	26. 子女学习困难	43. 增减遗失重要物品	60. 业余培训
10. 家属亡故	27. 子女就业	44. 留级	61. 家庭成员外迁
11. 家属重病	28. 怀孕	45. 夫妻严重争执	62. 邻居纠纷
12. 政治性冲击	29. 升学就业受挫	46. 搬家	63. 同事纠纷
13. 子女行为不端	30. 晋升	47. 领养寄子	64. 睡眠重大改变
14. 结婚	31. 入党入团	48. 好友决裂	65. 暂去外地
15. 家属刑事处分	32. 子女结婚	49. 工作显著增加	
16. 失恋	33. 免去职务	50. 小量借贷	
17. 婚外性行为	34. 性生活障碍	51. 退休	

　　生活事件与健康密切相关,如过度紧张的学习、工作会使情绪焦躁,不协调的人际关系也会带来心身问题,进而影响健康。生活事件的致病性与其性质有关,一些伴有心理上丧失感的重大事件,如家庭成员死亡等对健康的危害最大。生活事件的数量也决定其对健康的影响程度,如个体在一定时期内连续遭受到多种严重生活事件,往往容易导致对健康的损害。

　　(二) 中介机制
　　同样的应激源在不同的时间或遭遇不同的个体时会出现不一样的应激反应。这是因为在应激源和应激反应之间存在着一些中介影响因素,这些影响因素包括认知评价、应对方式、心理防御机制、社会支持和个性特征等。
　　1. 认知评价
　　(1) 认知评价的概念:是指个体从自身的角度对遇到的生活事件的性质、程度和可能的危害做出的评估。如"仁者见仁,智者见智"。对同样的生活事件,认知评价不同,所引起的应激反应也截然不同。
　　(2) 认知评价的过程:美国心理学家弗克曼和拉扎勒斯将认知评价分为两个阶段:第一阶段为初级评价阶段,即评价当前面临的事件与自己是否有利害关系;第二阶段为次级评价阶段,一旦通过认知认为事件与自己有关,此事件就成为生活事件。
　　2. 应对方式
　　(1) 应对方式的概念:是指个体在处理来自内部或外部的、超过自身资源负担的生活事件

27

时所作出的认知和行为的努力。应对方式是应激事件和应激心身反应的重要中介影响因素。

课堂讨论

风动、幡动、心动?

慧能,是中国禅宗的第六祖。记载于《六祖坛经》,慧能去广州法性寺,值印宗法师讲《涅槃经》,有幡被风吹动,因有二僧辩论风幡,一个说风动,一个说幡动,争论不已。慧能便插口说:不是风动,也不是幡动,是你们的心动!

请谈谈你的想法,到底是风动、幡动,还是心动?

（2）应对方式分类:常见的应对方式有:①积极的认知应对:指个体希望以一种自信、有能力控制应激的乐观态度评价应激事件,以便在心理上有效地应对应激。②积极的行为应对:个体采取明显的行动,希望以行动解决问题。③回避应对:指个体企图回避主动对抗或希望采取间接方式,如消极的心理暗示(图3-1)。

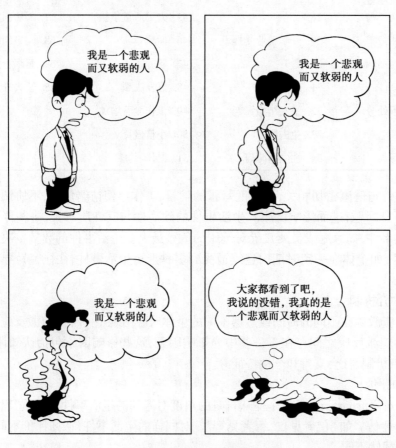

图 3-1　消极的心理暗示

3. 心理防御机制

（1）心理防御机制的概念:是指个体处于挫折与冲突的紧张情境时,在其内部心理活动具有解脱烦恼、减轻内心不安,以恢复情绪平衡与稳定的一种适应性倾向,是无意识采取的应对应激情境的手段。

（2）常见的心理防御机制：①压抑，是指个体受到挫折后，把那些不能被意识接受的欲望和行动不知不觉地压抑到潜意识中。如："我真希望没这回事"，"我不要再想它了"。压抑是各种防卫机制中最基本的方法，表面看似乎已把事情忘记，但事实上它仍在个体的潜意识中影响其行为。②投射，是指个体将自己内心某些不能为社会规范或自我良心所接受的感觉、态度、欲望、意念等转到外部世界或他人身上，用来掩饰、逃避或减轻内心的焦虑与痛苦，如"以小人之心度君子之腹"等。③升华，是指改换原为社会或自己的理智所不允许的冲动或欲望，用比较符合社会规范、具有建设性、有利于社会和本人的方式表达出来的一种心理防御方式。升华作用一方面转移和实现了原有的情感，达到了内心的平衡，一方面又创造了积极的价值。④合理化，又称文饰作用，是指个体的目标或行为表现不符合社会常规的时候，为避免或减低焦虑或维持自尊，给自己的行为一种"合理化"的解释。这是一般人运用最多的一种心理防御机制。合理化有两种典型，一个是酸葡萄心理：将得不到的东西认为是坏的；一个是甜柠檬心理：将属于自己的不好的东西认为是好的。个体常用"酸葡萄心理"和"甜柠檬心理"，使自己获得内心的安静和平衡。⑤倒退，也称退行，指当个体遇到困难或挫折时，放弃已学到的较成熟的应对方式和策略，反而使用早先较幼稚的方式应对困难或满足己欲。如成年人生病时，其行为常退回到孩童时期。⑥反向作用，个体将潜意识中不能直接表达的欲望和冲动通过截然相反的方式呈现。这是一种"矫枉过正"的防御方式。

课堂讨论

狐狸的故事

　　一只狐狸走进葡萄园中，看到架上长满了成熟的葡萄，它想吃，但因架子太高，跳了数次都摘不到，而无法吃到葡萄，它就说那些葡萄是酸的，它不想吃了。其实葡萄是甜的，它因吃不到而说葡萄是酸的。那只狐狸后来走到柠檬树旁，因肚子饿了，就摘柠檬充饥，边吃边说柠檬是甜的，其实柠檬的味道是酸涩的。

　　请讨论该狐狸使用了哪一种防御机制。

4. 社会支持

（1）社会支持的概念：是指个体可利用的外部资源，即来自社会各方面包括家庭、亲属、朋友、同事、伙伴、党团、工会等个人或组织所给予的精神上的和物质上的帮助和支援。

（2）社会支持的分类和评定：常见的评定方法有三种：①社会支持的类型，威尔科克斯在1982年将社会支持分为情绪支持、归属支持、实质支持，并编制了社会支持量表，以评定个体社会支持的类型状况。②社会支持的来源，个体的配偶、父母常常是社会支持的中心人物，但也可能是小孩（如对孤寡老人）、家庭其他成员、朋友，甚至医务人员。③社会支持的数量和利用度，我国学者肖水源将社会支持分为三个方面：一是客观的、实际的或可见的支持，包括物质上的直接帮助和社会网络、团体关系的存在和参与；二是主观体验到的或情绪上的支持，指个体感到在社会中被尊重、支持、理解的情绪体验和满意程度，与个人的主观感受密切相关；三是个人的利用度，指个体在遇到生活事件的时候，能够利用别人的支持和帮助的程度。

5. 个性特征　个性特征与生活事件、认知评价、应对方式、社会支持和应激反应等因素之间均存在相关性。

(1) 个性影响生活事件:个性可以影响个体对生活事件的感知,有时甚至可以决定生活事件的形成。如负性事件对性格豁达开朗的、心境平和的、能力强的人影响不大,但消极悲观、自信不足的人却会将负性事件放大。

(2) 个性影响认知评价:态度、价值观和行为准则及个性心理特征因素等,可以不同程度地影响个体在应激过程中的初级评价和次级评价。这些因素决定个体对各种内外刺激的认知倾向,从而影响个体对现状的评估。如性格脆弱的人容易判断自己做事失败。

(3) 个性影响应对方式:个性特征在一定程度上决定着应对风格。不同个性类型的个体在面临应激时,可以表现出不同的应对策略。如外向个性心理特点的个体要比内向个性特点的个体更能表达消极情绪。

(4) 个性影响社会支持:个体获得社会支持的多少取决于其个性特点,如个性孤僻、不好交往的个体获得社会支持的程度要比个性开朗、善于交往的个体困难。

(5) 个性影响应激反应:个性与应激反应的形成和程度相关。同样的生活事件,在不同个性的个体身上可以出现完全不同的心身反应。

(三) 应激反应

1. 生理反应　应激事件主要是通过心-身相互作用机制引起一系列的生理反应,从以下三个途径影响机体生理功能。

(1) 心理-神经中介机制:机体生理功能的主要调节者是神经系统。当个体遭受各种刺激时,在神经系统的调控下会引起一系列的植物神经效应,如心率加快、血压升高、胃肠运动和分泌减少;一系列躯体效应,如肌肉紧张、手足发冷;以及一系列行为效应,如觉醒、警觉等。如果应激过强或持久,会使这些反应持续存在,导致疾病。

(2) 心理-神经-内分泌中介机制:在应激状态下,内分泌会出现相应的改变,导致生理活动的变化。如处于应激状态下,神经冲动作用于神经系统,促使下丘脑分泌促肾上腺皮质激素释放因子,促肾上腺皮质激素释放因子通过脑垂体门脉系统作用于腺垂体,促使腺垂体释放促肾上腺皮质激素,进而促进肾上腺皮质激素特别是糖皮质激素的合成和分泌,从而引发血糖升高、蛋白质和脂肪代谢增快等反应。

(3) 心理-神经-免疫中介机制:长期的心理应激可损害人体的免疫功能。由于心理应激会损害下丘脑功能,造成皮质激素的过多分泌,进而引起胸腺和淋巴组织退化或萎缩,抗体反应抑制,巨噬细胞活动能力下降,嗜酸性粒细胞减少和阻断中性粒细胞向炎症部位移动等一系列变化。短暂微弱的应激一般对机体免疫功能不构成危害,当应激持续几周甚至几个月以上,由于免疫系统的损害,机体在各种疾病面前会变得脆弱不堪。

2. 心理反应　情绪反应是应激最主要的心理反应,如焦虑、恐惧、抑郁、愤怒。也表现为认知能力下降、注意力不集中、判断是非能力下降等;自我意识也可能发生相应的变化,如自信心不足、自我价值感下降等。

3. 行为反应:伴随应激的情绪、认知等反应,个体的外在行为也发生一定的变化,如出现逃避、退化、依赖、攻击和转换行为等。

三、心理应激与健康

1. 心理应激对健康的积极影响

(1) 个体成长和发展的必要条件:适度的心理应激对人的成长和发展非常重要,如心理应激缺失的孩子往往表现出社会适应能力差、人际关系紧张等。

（2）维持正常功能活动的必要条件：与外界环境保持良好的接触、接受各种信息刺激是维护个体正常心理、生理活动和社会活动的必要条件之一。

2. 心理应激对健康的消极影响 当个体长期承受巨大压力时，就进入了"应激"状态，机体的各个方面都会受到影响。生理方面：机体的内稳态失衡，出现功能紊乱，如频繁患病、疲惫、身体不适等；心理方面：情绪出现障碍、认知功能下降，如焦虑、冷漠、易激惹、心理疲劳等；行为方面：逃避责任、远离人群、极端行为、自伤、忽视自我等；社会文化方面：适应能力遭到破坏、原有的和谐生活紊乱、生活态度消极等。

3. 应激的应对

（1）应对资源：包括社会资源和个体资源，如社会支持、个体的价值观等。

（2）应对策略：包括消除紧张、认知重建、寻求消极因素中的积极意义、转移注意力等，学习解决问题的能力是应对应激的最根本、最积极的措施。

（3）应对方式：是个体习惯化的或偏爱的方法，有一定的固定反应的倾向。在应激处理中，个体要注意克服有不良倾向化的应对方式，通过各种途径寻找解决问题的最佳策略，使利益最大化。

第二节 心理危机与干预

人的一生会遇到各种各样的问题与突发事件，往往导致心身功能改变。患病尤其是急重症，可能引起病人的心理危机，而心理危机需要高度重视的及时干预，以帮助病人度过危机。

 工作情景与任务

导入情景：

王阿姨，工人，儿子读小学。她曾感觉身体不适，但没有重视。这次单位体检，X片提示肺部阴影，需进一步检查。为此她紧张不安，失眠焦虑，还怕家人知道，自己悄悄到医院检查，确诊为肺癌。她极度痛苦，向医生哭诉："我怎么摊上这么个病，为什么我的人生总是这么不顺，老天对我不公，我该怎么办啊，孩子还这么小，不知道我还有多长时间，我简直要崩溃了。"丈夫得知后劝说妻子住院手术治疗，她拒绝任何治疗。

工作任务：

1. 请分析王阿姨遇到的心理危机类型。
2. 请提出心理危机干预方案。

一、心理危机的概念

心理危机（psychological crisis）是个体突然遭受严重灾难、重大生活事件或精神压力，既不能回避，也不能用常规的方法解决的问题，或是在多次失败的尝试之后出现的一种特殊的心理失衡状态。心理危机又称为应激障碍，个体自身体验巨大的痛苦，还可能导致自杀、暴力等严重事件。

心理危机干预就是对处在心理危机状态下的个体提供及时的帮助，使其安全渡过危机，预防不测的发生，迅速恢复到应激前的生理、心理和社会功能水平。

二、引起心理危机的常见原因

（一）危机事件的性质

1. 危机事件的数量和可控性　越是重大事件，时间越长，造成的心理危机越大；危机事件越是不可预见、不可控制，造成的危害就越大。如 2003 年发生的传染性非典型肺炎，该病具有较强的传染性，当时引起人们极大的恐慌。

2. 危机事件的危急性　危机时刻越近、距离危机情景越近，应激的反应越强烈。如亲属到达事故现场、绑架的最后时刻等，个体的紧张、焦虑状态往往达到最高水平，充分体现了事件的危急性。

（二）生物因素

个体健康状况的差异、某些生理特点的差异、性别等因素都会影响个体对危机事件的敏感性和耐受性程度。

（三）心理因素

个体的认知评价系统不完整、实际应对能力差、自卑、缺乏解决问题的方法和途径、处理问题偏激、经验不足、缺乏信念和社会支持系统等都是导致心理危机的重要因素。上述心理因素使得个体一旦处于不利环境和事件中，便容易出现抑郁、精神崩溃或绝望等强烈的心理反应。

（四）社会生态因素

社会生态是指个体与社会环境在特定空间的组合，也是造成个体心理危机的重要因素之一。包括社会整合力、社会信息负荷、社会角色冲突、社会生活事件、社会生活节奏、婚姻家庭制度、社会隔离以及城市化、老龄化等。

三、常见心理危机

1. 发展性危机　是指个体在正常成长和发展过程中，生活或工作发生急剧的变化或巨大转折所导致的异常反应。如结婚、生子、大学毕业走向社会、中年生活被迫改变、下岗、离退休等都可能导致发展性危机。发展性危机一般被认为是正常的、独特的，因此也必须用独特的方式进行评价和处理。

2. 境遇性危机　当出现超常或罕见事件，个体无法预测和控制时出现的危机称为境遇性危机。如交通意外、被绑架、被强暴、企业破产、突然的疾病和死亡威胁等都可以导致境遇性危机。境遇性危机具有突然性、随机性、强烈性、震撼性、灾难性的特点。

3. 存在性危机　指伴随人生的重要问题而出现的内部冲突和焦虑，如人生的目的、责任、独立性、自由和承诺等。存在性危机既可以是以现实为基础的，如一个依赖性很强的人失了依靠，不知道自己还能干什么；也可以出现在对过去事情的追忆中，如后悔难以自拔；还可以是一种压倒性的、持续的感觉，如一个瘫痪的老人会觉得自己的生活毫无意义，并且给他人带来负担，空虚和寂寞无法用有意义的东西来充实和替代。

4. 特殊危机　包括自杀、暴力、成瘾、丧失亲人、人质危机等。

四、心理危机干预技术

心理危机干预技术是通过具体的方法，紧急处理危机者当前的问题，给予及时的心理支持，使其尽快接受现实，建立起积极的应对机制。

1. 评估阶段

（1）评估危机的严重程度：评估危机发生的原因、种类、强度、频率、持续时间、当时情景，以及疾病发作与心理创伤的关系等。危机是千变万化、连续动态的，要正确判断个体所遭受危机的程度、行为能力如何、可能发生的后果、社会支持系统等状况。

（2）评估个体状态：①认知状态：了解个体对危机真实性的认识，对危机的理解是否合理，是否有改变危机处境的欲望等。②情绪状态：情绪异常是个体心理失衡、导致危机状态的主要问题。对情绪异常严重程度的评估，涉及制订帮助个体的计划和措施。③行为反应：注意个体的行为有无兴奋、躁动、冲动伤人、自杀自伤、木僵状态等。

2. 制订干预计划 护士针对确定的护理诊断选择恰当的护理措施。具体操作的措施应考虑到危机的种类、人身安全、个体的优势、可得到的支持资源等。

（1）确定护理诊断：在危机干预中，围绕所确定的护理诊断运用倾听技术是非常重要的。

（2）保证人身安全：保证个体和他人的安全是危机干预的首要目标，即把危险性降至最低限度。这些安全包括工作人员的自身安全。

（3）提供支持和帮助：加强与个体的沟通和交流，使个体感受到人们的关心和支持。要无条件地接受个体，而不要评价个体的感受和行为。在危机处理中，要提供可变通的应对方式，如积极的、建设性的意见、战胜困境的行动方法、物质和环境条件等。

3. 实施阶段

（1）环境干预：主要通过消除应激源，改变个体所处的环境。

（2）全面支持：通过对个体各方面的支持，使其感受到护士时刻在身边，随时准备提供各种帮助。此时需要护士以温暖、接受、关心、同情、理解的方法提供支持。

（3）一般性的支持技术：尽可能快地解决危机，使个体的情绪状态恢复到危机前的水平。可采用疏泄、暗示，必要时给予镇静药物。

（4）帮助个体建立积极的、有效的应对方式：积极参与活动，扩大交际面，体验被尊重、被理解、被支持的情感。

（5）危机干预的特有技术的使用：如针对团体或小组的紧急事件应激晤谈等。

 知识窗

护理工作中应激的应对

护理工作中的应激受到许多因素的影响，如处理不当，不仅对护士的心身造成影响，也会对病人的健康带来威胁。护士在工作中出现应激后，不能只靠自己单独解决应激问题，还需要寻求支持系统。具体应对策略如下：

1. 建立心理互助小组
2. 保持良好的工作环境和工作程序
3. 要有良好的心身健康状态
4. 建立和谐的人际关系
5. 体育锻炼和娱乐活动
6. 必要时接受心理治疗和咨询

（6）危机干预中应注意的问题：①发挥个体的应对能力：个体有自己的优势和应对问题的能力，护士应及时发现、重新唤醒这些能力，有助于恢复个体的心理平衡和树立自信心。

②避免与个体发生冲突：护士面对个体时，态度要平和，语气坚定稳重，要想办法缓和紧张气氛。③得到个体的承诺：有效的危机干预工作将要结束时，要得到个体真诚、直接和适当的承诺，使个体在未来的行为上能加强控制性和自主性的约束。④转诊：如果遇到不能解决的问题时，要及时转诊。

4. 评价阶段 护士和个体共同进行评价。评价个体是否学会调整和控制自己的情绪、是否正确认识和应对危机事件、是否达到了预期的结果，即危机是否被积极地解决、个体是否恢复正常的社会功能。

（李 祎）

 自测题

1. 个体察觉需求和满足需求的能力不平衡时所表现的心理紧张状态，其结果为适应或适应不良是指

　　A. 心理应激　　　　　　B. 应激源　　　　　　　C. 应激反应

　　D. 心理反应　　　　　　E. 生理反应

2. 心理应激的过程是

　　A. 应激源 - 心理冲突 - 中介机制 - 应激反应

　　B. 心理性应激源 - 中介机制 - 生理反应 - 心理反应 - 行为反应

　　C. 应激源 - 中介机制 - 应激反应

　　D. 应激源 - 心理中介机制 - 行为反应

　　E. 挫折 - 生理中介机制 - 心理反应

3. 应激反应包括

　　A. 警戒期 - 阻抗期 - 衰竭期　　　　B. 神经系统 - 内分泌系统 - 免疫系统

　　C. 生理反应 - 心理反应 - 行为反应　　D. 积极反应 - 消极反应

　　E. 挫折 - 心理冲突

4. 判断病人是否失去行为的能力、产生的后果、社会支持系统等是评估

　　A. 病人的认知状态　　B. 危机的严重程度　　　C. 情绪状态

　　D. 行为状态　　　　　E. 病人的应对能力

5. 交通意外、企业破产、突然的疾病和死亡威胁等是属于

　　A. 发展性危机　B. 境遇性危机　C. 存在性危机　D. 特殊性危机　E. 成瘾危机

6. 病人表现出失控、绝望、无助、退缩、孤立、敌意等表现为

　　A. 危机的严重性　　　B. 认知状态　　　　　　C. 情绪异常

　　D. 特殊性危机　　　　E. 危机情境

7. 有学者对某地大水灾后，连续两年随访调查发现，每个受灾者都在水灾后有焦虑、应激、记忆损害以及内脏不知的复合症状，这种反应可以认为是

　　A. 灾难化　　　　　　B. 崩溃　　　　　　　　C. 困扰

　　D. 创伤后应激障碍　　E. 急性应激障碍

8. 人生会遇到无数应激源的作用，只有那些对人有意义的刺激物才能引起心理应激反应，这些事物是否对人有意义，很大程度上取决于

　　A. 应激源的强度　　　B. 应激源的性质　　　　C. 应激源的数量

D. 人的认知评价　　　　　　　E. 人的智力水平

9. 工作中表现出焦虑、紧张、忧虑、迷惑、急躁,属于

A. 生理症状　　　　　　　B. 行为问题　　　　　　C. 自信心不足

D. 心理症状　　　　　　　E. 注意力涣散

10. 工作中应激的应对最主要、最有效的方法是

A. 心理咨询　　　　　　　　　　B. 心理治疗

C. 环境干预　　　　　　　　　　D. 工作时觉察到应激因素及时处理

E. 寻求支持

11. 出国留学给个体造成的应激属于

A. 躯体性应激源　　　　　B. 心理性应激源　　　　C. 社会性应激源

D. 文化性应激源　　　　　E. 精神性应激源

12. 护理工作中最常见的应激表现是

A. 消化性溃疡　　　　　　　　　B. 头痛、肌肉紧张、睡眠障碍

C. 疲劳感、厌恶感、孤独感和疏远感　D. 血压升、心率加快

E. 焦虑、紧张、忧虑、迷惑、急躁

13. 危机干预的首要目标是

A. 评估危机程度　　　　　B. 确定护理诊断　　　　C. 保证人身安全

D. 提供支持和帮助　　　　E. 得到病人的承诺

14. 有关挫折,错误的叙述是

A. 挫折与动机有关　　　　　　　B. 挫折与个体的抱负水平有关

C. 挫折与个体的认识评价有关　　D. 挫折是一种积极的情绪体验

E. 挫折与环境因素有关

15. 不是应激反应中行为反应的是

A. "战"　　　　　　　　　B. "逃"　　　　　　　　C. 且战且逃

D. 不战不逃　　　　　　　E. 归顺讨好

16. 心理应激过程中属于心理中介机制的是

A. 觉察与认识评价　　　　B. 中枢神经系统　　　　C. 内分泌系统

D. 免疫系统　　　　　　　E. 心血管系统

17. 护理工作中常见的应激源不包括

A. 工作量超载　　　　　　B. 突发事件多　　　　　C. 工作制度严格

D. 人际关系复杂　　　　　E. 职业发展受阻

(18~20题共用题干)

病人,女,73岁。患有高血压、心脏病、老年性痴呆等疾病,说话语言迟钝,有时答非所问。不愿与他人交往,对护士的日常工作挑剔、不配合,有时不服用药物或把药物藏起来。经常自己坐着发呆,看着窗外,轻声说些什么。

18. 该病人是属于

A. 发展性危机　　　　　　B. 境遇性危机　　　　　C. 存在性危机

D. 创伤后应激障碍　　　　E. 特殊性危机

19. 该病人可能的医疗诊断是

A. 躯体疾病　　　　　　　　　　B. 老年性痴呆

C. 抑郁症   D. 躯体疾病、老年抑郁症

E. 心脏病

20. 与该病人沟通中应采取的最佳方法是

A. 真诚、倾听   B. 真诚、尊重   C. 同情、理解

D. 真诚、耐心   E. 真诚、耐心、尊重、肢体接触

第四章 心理评估与治疗

学习目标

1. 具有良好的职业道德和严谨的工作态度,保护病人隐私。
2. 掌握临床护理工作中常用的心理测验、常用心理治疗方法。
3. 熟悉心理治疗的概念及原则。
4. 了解心理评估的概念、心理评估应具备的条件。
5. 学会 SCL-90、SAS、SDS 量表测验及结果分析。

第一节 心理评估

在临床工作中,无论进行心理治疗、心理咨询、还是心理护理,都必须以心理评估为基础。对病人的心理特点和行为进行评估是医护工作者应掌握的基本技术之一。

工作情景与任务

导入情景:

张先生,35 岁,自从担任销售主管以来,感到工作压力大,常为完成销售任务,连续高强度工作,生活没有规律,但成绩一直不令人满意。近来与妻子关系紧张,因而闷闷不乐,但工作时却坚持表现出愉快、热情的态度。一年前曾到医院就诊,诊断为胃炎,进行药物治疗后好转。近段时间感觉到上腹疼痛加重,常常失眠、焦虑不安,害怕自己胃部患了严重的疾病,因此再次就诊。

工作任务:

1. 请对该病人进行心理评估。
2. 选择恰当工具进行心理测评。
3. 提出解决问题的建议。

一、心理评估的概述

(一) 概念

心理评估(psychological assessment)是指应用心理学的理论、方法和心理评估工具,对个体的心理状态、行为等心理现象进行全面、系统和深入的客观描述的过程。

（二）基本过程

1. 决定评估内容　了解病人的问题，与病人商定评估内容、方法和步骤。
2. 确定评估目标　目标包括诊断分类、问题的严重程度、危险性评估、治疗效果评价。
3. 选择评估标准　指用常模与病人情况相结合来确定评估标准。
4. 收集评估资料　是通过调查、观察、谈话、作品分析和心理测验等方法收集信息。
5. 判断决策　对收集到的信息进行处理，做出分析、判断，然后进行决策。
6. 交流信息　在以上各阶段工作的基础上与病人沟通交流、写出心理评估报告，并提出解决问题的建议。

（三）常用方法

1. 调查法　是指调查者通过事先设计好的问题来获取有关信息和资料的一种方法。调查者以书面形式给出一系列与研究目的有关的问题，让被调查者做出回答，通过对问题答案的回收、整理、分析，以获取有关信息。

2. 观察法　是指通过感官或借助于一定的科学仪器，在一定的时间内有目的、有计划地观察病人言语、表情、动作以及在日常生活、学习、工作和游戏中的活动表现，评定心理活动水平，了解存在的心理问题。

3. 访谈法　是评估者与病人进行一种有目的的交谈。通过交谈，可以了解病人的一般情况，疾病发生、发展与转归的相关信息，及对某些具体事物的认识和态度等。

4. 作品分析法　作品是指病人的日记、书信、图画、工艺品等创作，也包括其工作生活中出现的事件和制作的产品。通过分析这些作品可以有效地评估其心理水平和心理状态。

5. 心理测验法　心理测验是依据一定的法则和心理学的原理，按照程序对个体的心理现象和行为进行量化的评定，从而确定心理现象在性质和程度上的差异。

临床上通常采用多种方法综合评估病人的心理问题（图4-1）。

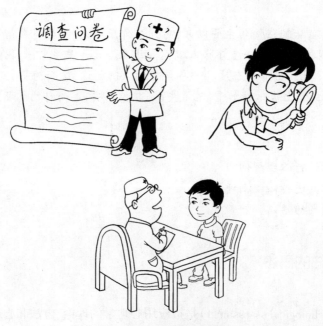

图4-1　心理评估示意图

二、心理评估应具备的条件

（一）心理评估者的条件

1. 专业知识与技能　评估者需经过专业理论知识的学习与操作技能的训练，有心理学基础，熟悉评估的方法和技巧。

2. 心理素质　敏锐的观察力、客观的评价能力、乐于助人、人际关系和谐。

3. 职业道德　严肃认真、科学慎重、保守秘密。

（二）被评估者的条件

被评估者要有合理的评估动机，意识清醒，能掌控自己的情绪和行为，评估时自愿合作，并能理性对待评估内容和结果。

（三）对评估工具的要求

心理测验是心理评估重要方法。心理测验是一种标准化的测验，指测验的工具必须按标准化的程序进行编制，并根据标准化的程序去使用。衡量一个心理测验及评定量表的实际使用价值应从以下几点进行考查：

1. 信度　指同一受测者在不同时间内用同一测验进行重复测量，所得结果的一致程度。

2. 效度　指一个测量工具能够测量出其所要测查内容的真实程度，它反映工具的有效性、正确性。

3. 常模　指某种心理测验在某一人群中测查结果的标准量，即可比较的标准。

（四）评估环境与时间

评估环境应当安静舒适、布置简洁、光照适宜、温度适中、通风性和私密性好。评估时间以上午最佳，不超过一小时为宜。

三、临床护理工作中常用的心理测验

（一）智力测验

1. 智力测验的概念　是对人的智力水平进行客观评估的一种手段。它主要用于评估智力的发展水平、智力功能损伤或衰退的程度。

2. 常用智力测验量表

（1）斯坦福-比奈智力测验量表（Stanford-Binet Intelligence Scale）：是特尔曼对比奈-西蒙智力量表进行多次修订而形成的智力测验量表。我国学者吴天敏教授修订的吴氏修订本的适用范围是 2~18 岁的城市少年儿童，量表共 51 个试题，每一年龄段有 3 个试题，内容包括语义解释、理解、计算、推理、比较、记忆以及空间知觉等能力，计分方法是按正确通过试题的题数记分，最后在附表中根据受试者的实际年龄即可查到相应智商（IQ）值。

（2）韦氏智力量表（Wechsler Intelligence Scale）：是由美国心理学家韦克斯勒编制的，包括适用于 16 岁以上的成人智力量表（WAIS-RC）、6~16 岁的儿童智力量表（WISC）和 4~6 岁学龄前期智力量表（WPPSI）。韦氏量表包括言语和操作两个分量表，言语分量表包括常识、理解、算术、类同、词汇和背数（又称数字广度）等项目；操作分量表包括填图、图片排列、积木图案、拼图、译码和迷津等分测验。韦氏量表可以同时提供总智商分数，言语智商分数和操作智商分数以及分测验分数，能较好地反映智力的整体和各个侧面。韦氏儿童智力量表第四版（中文版）于 2008 年通过了中国心理学会心理测量专业委员会的鉴定，目前已在全国范围内广泛使用。

韦氏智力量表按照智商的高低,把智力水平分为若干等级,可作为临床诊断的依据(表 4-1)。

表 4-1 智力等级分布表

智力等级	IQ 的范围	人群中的理论分布比率(%)
极超常	≥130	2.2
超常	120~129	6.7
高于平常	110~119	16.1
平常	90~109	50.0
低于平常	80~89	16.1
边界	70~79	6.7
智力缺陷	≤69	2.2

(二) 个性测验

1. 个性测验的概念　又称人格测验,是一类用以评定个体之间个性差异的方法。

2. 常用个性测验量表

(1) 艾森克个性问卷(Eysenck Personality Questionaire,EPQ):是由英国心理学家艾森克根据其个性理论编制的,在国际上被广泛应用的个性测验量表。EPQ 成人问卷适用于 16 岁以上的成人,儿童问卷适用于 7~15 岁儿童。

EPQ 由三个个性维度和一个效度量表组成。

1) N(神经质)维度:测验情绪稳定性,高分反映易焦虑、抑郁和较强烈的情绪反应倾向等特征。

2) E(内-外向)维度:测验内向和外向个性特征,高分反映个性外向,具有好交际、热情、冲动等特征,低分则反映个性内向,具有好静、稳重、不善言谈等特征。

3) P(精神质)维度:测验一些与精神病理有关的个性特征,高分可能具有孤独、缺乏同情心、不关心他人、难以适应外部环境、好攻击、与别人不友好等特征,也可能具有与众不同的个性特征。

4) L(掩饰)量表:测验朴实、遵从社会习俗及道德规范等特征,在国外,高分表明掩饰、隐瞒,但在我国 L 分高的意义仍未十分明了。

EPQ 结果采用标准 T 分表示,根据各维度 T 分高低判断个性倾向和特征。将 N 维度和 E 维度组合,进一步分出外向稳定(多血质)、外向不稳定(胆汁质)、内向稳定(黏液质)、内向不稳定(抑郁质)四种气质类型,各型之间还有混合型气质。EPQ 为自陈量表,实施方便,也可作团体测验,在我国是临床应用最为广泛的个性测量量表。

对测验结果的分析主要是依据标准分来进行的。标准分的平均分为 50,标准差为 10。标准分在 34~56.7 分之间为中间型;在 38.5~43.3 分或 56.7~61.5 分之间为倾向型;在 38.5 分以下或 61.5 分以上为典型型。

(2) 卡特尔 16 种个性因素测验(Sixteen Personality Factor Questionaire,16PF):由美国心理学家卡特尔根据其个性特质理论编制。卡特尔认为 16 种个性因素在个体内的不同组合,就构成了一个人独特的个性,完整地反映了一个人个性的全貌。它用以测量人们 16 种基本的性格特质,这16种特质是影响人们学习生活的基本因素。使用该问卷测评可以反映出16种主要的个性特质因素。由于测得的16种个性特质因素各自独立、相关较低,因此,每一种个性因素都能对受测者某一方面的个性特征有清晰而独特的说明。通过对这些信息的综合,可以全面理解其个性特点。16项个性因素为:乐群性、聪慧性、(情绪)稳定性、恃强性、兴奋性、有恒性、敢为性、敏感性、怀疑性、幻想性、世故性、忧虑性、实验性、独立性、自律性、紧张性。

知识窗

洛夏墨迹测验

洛夏墨迹测验是最著名的投射法个性测验,由瑞士精神科医生洛夏创立。该测验由10张经过精心制作的墨迹图构成,其中7张为水墨墨迹图,3张为彩色墨迹图。测验者按规定的次序将这些图片呈现在被试者面前,让被试者自由地看并说出由此所联想到的东西。在这个过程中,被试者会无意或不知不觉地将真实的自己暴露出来,有时甚至会反映出连自己也完全意识不到的某些个性特征。测试者将这些反应用符号进行分类记录,加以分析,进而对被试者个性的各种特征进行诊断。

(三)症状测评

1. 症状测评的概念 是从心理计量学中衍化出来,用于对观察结果和印象进行量化的测量工具,它的应用范围已经从心理学扩展到精神病学乃至临床医学和社会学等领域。一般而言,评定量表结构简单、易于操作,评定者可以根据量表内容对自己进行评估。

2. 常用症状测评量表

(1)症状自评量表(Symptom Check List 90,SCL-90):本量表共有90个项目,从中分出10项症状因子,用于反映有无各种心理症状及其严重程度。每个项目按"没有、很轻、中等、偏重、严重"等级以1~5级选择评分,由被试者根据自己最近一周的情况和感觉对各项目选择评分。总分:将所有项目评分相加,即得到总分;阳性项目数:大于或等于2的项目数;因子分:将各因子的项目评分相加得到因子粗分,再将因子粗分除以因子项目数,即得到因子分。根据总分、阳性项目数、因子分评分结果,判定是否有阳性症状,或是否需进一步检查。因子分越高,反映症状越多,心身障碍越明显。10项因子的定义、项目数及其含义:

1)躯体化:1、4、12、27、40、42、48、49、52、53、56、58,共12项,主要反映主观的身体不舒适感。

2)强迫:3、9、10、28、38、45、46、51、55、65,共10项,主要反映强迫症状。

3)人际关系敏感:6、21、34、36、37、41、61、69、73,共9项,主要反映个人的不自在感和自卑感。

4)抑郁:5、14、15、20、22、26、29、30、31、32、54、71、79,共13项,主要反映抑郁症状。

5)焦虑:2、17、23、33、39、57、72、78、80、86,共10项,主要反映焦虑症状。

6)敌意:11、24、63、67、74、81,共6项,主要反映敌对表现。

7)恐怖:13、25、47、50、70、75、82,共7项,主要反映恐怖症状。

8)偏执:8、18、43、68、76、83,共6项,主要反映猜疑和关系妄想等精神症状。

9)精神病性:7、16、35、62、77、84、85、87、88、90,共10项,主要反映幻听、被控制感等精神分裂症症状。

10）其他：包括 19、44、59、60、64、66、89，共 7 项，主要反映睡眠和饮食情况。

按全国常模结果，总分 >160 分、或任一因子分 >2 分，可考虑筛选阳性，筛选阳性只能说明可能有心理问题，但不说明一定患有精神障碍。躁狂症或精神分裂症病人应用该量表基本无效。

（2）焦虑自评量表（Self-Rating Anxiety Scale，SAS）：由 20 个与焦虑症状有关的条目组成。用于反映有无焦虑症状及其严重程度。适用于焦虑症状的成人，也可用于流行病学调查。评分：每项问题后有 1~4 四级评分选择：1 很少有该项症状；2 有时有该项症状；3 大部分时间有该项症状；4 绝大部分时间有该项症状。但项目 5、9、13、17、19 为反评题，按 4~1 计分。由被试者按照量表说明进行自我评定，依次回答每个条目。总分：将所有项目得分相加，即得总分。总分超过 40 分可考虑筛查阳性，即可能有焦虑存在，需进一步检查。分数越高，反映焦虑程度越严重。

中国常模：分界值为 50 分，50~59 分为轻度焦虑，60~69 分为中度焦虑，69 分以上为重度焦虑。量表总分值仅作为参考而非绝对标准，应根据临床关键症状来划分。

（3）抑郁自评量表（Self-Rating Depression Scale，SDS）由 20 个与抑郁症状有关的条目组成。用于反映有无抑郁症状及其严重程度。适用于有抑郁症状的成人，也可用于流行病学调查。评分：每项问题后有 1~4 四级评分选择：1 很少有该项症状；2 有时有该项症状；3 大部分时间有该项症状；4 绝大部分时间有该项症状。但项目 2、5、6、11、12、14、16、17、18、20 为反评题，按 4~1 计分。由被试者按照量表说明进行自我评定，依次回答每个条目。总分：将所有项目得分相加，即得总分。总分超过 41 分可考虑筛查阳性，即可能有抑郁存在，需进一步检查。抑郁严重指数：抑郁严重指数 = 总分 /80。指数范围为 0.25~1.0，指数越高，反映抑郁程度越严重。

中国常模：分界值为 53 分，53~62 分为轻度抑郁，63~72 分为中度抑郁，72 分以上为重度抑郁。量表总分值仅作为参考而非绝对标准，应根据临床症状来划分；对严重的抑郁病人，评定有困难。

第二节 心 理 治 疗

心理护理的理论与方法来源于心理治疗的理论和方法。因此，护理工作者要掌握心理治疗的相关知识和技能。

 工作情景与任务

导入情景：

小潘，女，大学生。从小胆子小，最怕蛇，以前只是看见才害怕，现在只要见到绳索样的东西或蛇的图片，说话时提到"蛇"都会做出强烈的反应，高声尖叫和大哭，她满脑子都是蛇，甚至连眼睛都不敢闭上。

工作任务：

1. 请分析她患有"蛇恐怖症"的可能原因。

2. 请选择一种合适的方法并设计出对小潘进行心理治疗的方案。

一、心理治疗的概述

(一)心理治疗的概念

心理治疗是运用心理学的理论和技术,通过其言语、表情、举止行为并结合其他特殊的手段来改变病人的认知活动、情绪障碍和异常行为的一类治疗方法。其目的在于:通过建立良好的护患关系,善用病人渴望健康的愿望与潜力,改善病人的心身适应方式,以解除病人的症状与痛苦。常用心理治疗的理论有:①精神分析法;②行为疗法;③人本主义疗法;④认知疗法。

(二)心理治疗的原则

1. 接受性原则 对病人一视同仁,诚心接待,耐心倾听,热心疏导,全心诊治。

2. 支持性原则 在充分了解病人心理问题的基础上,护士通过言语、非言语的信息交流,给予病人精神上的支持和鼓励,使其建立起治愈疾病的信心。

3. 保密性原则 护士应尊重病人的个人隐私权。

(三)心理治疗常用技术

1. 倾听 护士要全神贯注地倾听病人谈话,注意其诉说内容以及表达方式,倾听时保持适当的目光接触,对谈话内容要及时做出反馈应答以鼓励病人进一步诉说。这样既可以帮助病人发泄自己的情感,也可以从中了解到病人的主要心理问题,从而起到了一定的心理治疗作用。

2. 共情 护士设身处地体会病人的内心感受。感受病人的愤怒、恐惧或烦恼,进行心理换位,但并不把自己的情绪卷入其中。

3. 解释 护士以专业知识及个人经验,对病人提出的问题、困扰、疑虑做出说明,从而消除病人的顾虑,达到消除心理困境、取得病人合作的目的。

4. 保证 护士在全面了解病史和对病情的变化有充分把握的基础上,用坚定的、积极的语言来消除病人的疑虑和错误观念,给病人以心理上的支持。

5. 支持 护士提供充分的心理支持,包括同情体贴、鼓励安慰、提供处理问题的方向与要诀等,以协助病人度过困境,处理问题,应对挫折。

二、常用心理治疗方法

(一)支持疗法

1. 概念 支持疗法(supporting treatment)指护士采用解释、指导、鼓励、安慰、消除疑虑和提供保证等交谈方法,使病人发挥其潜在能力、提高应对危机的技巧、提高适应困难的能力、舒缓精神压力,帮助病人走出心理困境。

2. 方法与技巧 ①解释和指导;②鼓励和安慰;③支持和保证;④倾听与共情。

3. 适用范围 适用于应激障碍、精神疾病的康复治疗、其他心理治疗方法的辅助治疗,也适用于各类神经症,以及处理人际矛盾、心理冲突等。

4. 注意事项 护士必须热情对待病人,对其痛苦寄予同情,尊重与理解病人的行为。

(二)放松疗法

1. 概念 放松疗法(relaxation training)又称放松训练。是一种通过训练有意识地控制自身的心身活动、降低兴奋水平、改善机体紊乱功能的心理治疗方法。

2. 方法与技巧 放松训练种类很多,主要有渐进式放松训练、自我催眠、静默、生物反馈辅助下的放松、瑜伽和气功等。虽然各种放松训练的原理及程序可能不一样,但有着共同的目的,就是降低交感神经系统的活动水平、减低骨骼肌的紧张及减轻焦虑与紧张的主观状态。在所有的放松技术中都要做到以下几点:

(1)精神专一,集中注意于身体感觉、意念或想象。

(2)当思维或想象发生分心时,教导自己重新集中注意力,及保持顺其自然的态度。

(3)舒适的身体姿势,减低肌肉紧张。

(4)安静的环境,闭目静心。

(5)有规律的训练。

 临床应用

非言语的心理治疗——沙盘游戏

沙盘游戏是使用沙、沙盘,以及有关人或物的缩微模型来进行心理治疗的一种方法。通过在沙盘内用各种模型、玩具摆弄心灵故事,使病人与无意识接触并表达超语言的经历和被阻碍的能量,在一粒沙中看到整个世界。由于沙盘游戏是一种非言语的、无意识层面的交流,因此,对不易用语言进行沟通的对象,如儿童、语言障碍病人、自闭症病人、抑郁症病人以及比较内向的病人,是一种很有效的沟通和治疗的方法。

3. 适用范围 适用于治疗焦虑症、恐怖症、心身疾病等。

4. 注意事项 ①环境安静整洁;②治疗者说话声音要轻柔、发音要准确,可以低声播放轻松柔和的音乐;③进行第一次放松训练时,治疗者应同时做示范,为求治者提供模仿对象;④在放松过程中,指示求治者体验放松状态的温暖和轻松的感觉。

(三)系统脱敏法

1. 概念 系统脱敏疗法(systematic desensitization)是行为治疗的方法之一,主要是诱导病人缓慢地、渐进地暴露于引起焦虑、恐惧的刺激情境,通过放松来对抗这种焦虑恐惧的情绪,使已建立的不良条件反射消失,达到治疗心理和行为障碍的目的。

2. 方法与技巧

(1)建立害怕事件的焦虑层次:通过问卷、交谈了解引起病人焦虑的事件,并将焦虑层次进行分级。焦虑等级一般用主观不适单位划分,通常以五分制、十分制来评定。以五分制为例,心情极度不适时评最高分5分,心情没有不适时评0分,其间按不同的心情不适程度评4、3、2、1分。以人际交往恐怖症为例,见表4-2。

表4-2 某一人际交往恐怖症主观不适等级

刺激情景	主观不适单位	刺激情景	主观不适单位
母亲	0	领导	3
父亲	1	男朋友	4
同事	2	男友父母	5

(2)放松训练:让病人学会渐进性放松训练,要求病人在不良行为反应出现时,能适时地运用放松训练进行对抗,缓解焦虑反应。

(3)脱敏训练:按划分的焦虑等级由低等级向高等级脱敏,每一个等级的训练,要达到病人不再感到紧张焦虑时才结束该等级训练,并进入下一个等级的训练。系统脱敏训练除了实际接触情景外,也可使用图片、幻灯或进行情景想象。

3. 适用范围 主要适用于恐怖症和强迫症的治疗,也适用于对某些事物过于敏感紧张者、性功能障碍及口吃矫正等。

4. 注意事项 ①帮助病人建立对治疗的信心,要求病人积极配合,坚持治疗;②在引起焦虑的刺激存在时,要求病人不发生任何回避行为或意向;③每一次暴露治疗后,要与病人进行讨论,并给予正强化。

(四)厌恶疗法

1. 概念 厌恶疗法(aversive therapy)是运用经典条件反射的原理,设法使一个要消除的行为与一种厌恶反应建立联系,从而使个体放弃或回避问题行为。

2. 方法与技巧

(1)找出要消除或减少的不良行为。

(2)选择恰当的厌恶刺激,如物理刺激、化学刺激、环境刺激、想象厌恶刺激。

(3)实施,即不良行为与厌恶刺激结合。

3. 适用范围 主要适用于各种不良行为的矫正,如酒瘾、烟瘾、毒瘾、多食肥胖、性变态行为等。不主张用于儿童。

4. 注意事项

(1)厌恶治疗带给病人不愉快的体验,因而应将此法作为其他疗法无效时的选择。

(2)应用前要征得病人的同意及配合,教会病人掌握要领,自觉接受厌恶刺激惩罚。

(3)在使用此法的同时,应努力帮助病人建立适应性行为。

(4)厌恶性刺激应达到足够强度。

(5)要求在专门的治疗机构由专业人员实施。

(五)合理情绪疗法

1. 概念 合理情绪疗法(rational emotive therapy,RET)是美国心理学家艾利斯创立的一种认知治疗的理论和方法。该理论认为,引起个体情绪困扰的并不是外界发生的事件,而是个体对事件的态度、看法、评价等认知内容,因此要改变情绪困扰不是致力于改变外界事件,而是应该改变认知,通过改变认知,进而改变情绪。艾利斯的理论也被称为 ABC 理论,A 是指诱发性事件;B 是指个体在遇到诱发事件之后相应而生的信念,即其对这一事件的看法、解释和评价;C 是指特定情景下,个体的情绪及行为结果。

知识窗

肥胖者的不合理认知

马奥尼在 1976 年对减肥病人认知重建的研究中发现,肥胖者主要有 5 个方面的自我失败认知:①关于体重减轻,"我已挨了许多饿,可体重减轻却如此之慢";②关于能力,"我这个人缺乏意志力,肥是减不了的";③原谅自己,"如果不是因为工作忙,我应该早已减了肥";④合理化,"今天我时间紧迫得很,所以这个面包吃得快一些";⑤对实际事物的欲望,"如果我能尝一下冰激凌该有多美"。

2. 方法和技巧 合理情绪疗法一般经历以下四个步骤。

(1)心理诊断阶段:主要任务是通过与病人交谈,找出病人情绪困扰和行为不适的具体表现(C),以及与这些反应相对应的诱发性事件(A),并对两者之间的不合理信念(B)进行初步分析。

(2)领悟阶段:使病人认识到引起其情绪困扰的不是外界发生的事件,而是病人自身对事件的态度、看法、评价等认知内容。所以,要改变情绪困扰不是致力于改变外界事件,而是应该改变认知,进而改变情绪。

(3)修通阶段:是运用多种技术,如与不合理信念辩论、合理情绪想象技术等,使病人修正或放弃原有的非理性观念,并代之以合理的信念,从而使症状得以减轻或消除。

(4)再教育阶段:是巩固前几个阶段治疗所取得的效果,帮助病人进一步摆脱原有的不合理观念及思维方式,使新的观念得以强化,以便更好地适应现实生活。

3. 适用范围 主要适用于治疗抑郁症、焦虑症、恐怖症、强迫症等神经症及个性障碍、偏头痛、性功能障碍、酒瘾、某些特殊场合的紧张状态等。

4. 注意事项 治疗以改变认知为重点,通常对文化水平较高、领悟能力强等个体效果明显;对个性过分偏执、领悟困难等个体效果不明显。

(李 祎 熊 黎)

自测题

1. 社区护士为评估6岁儿童的社会化程度,去幼儿园观看其在游戏中的表现,这种心理评估的方法是

    A. 调查法　　B. 会谈法　　C. 观察法　　D. 心理测验法　E. 作品分析法

2. 收集评估资料的方法**不包括**

    A. 调查　　　B. 谈话　　　C. 作品分析　D. 观察　　　E. 决策

3. 属于个性测验的是

    A. SCL-90　　B. LES　　　C. SAS　　　D. SDS　　　E. 16PF

4. SCL-90 的症状因子**不包括**

    A. 躯体化　　　　　B. 强迫观念和行为　　　C. 失眠

    D. 抑郁　　　　　　E. 精神病性

5. 在心理治疗领域中使用最多的一种治疗方法是

    A. 支持治疗　　　　B. 行为治疗　　　　　　C. 生物反馈治疗

    D. 精神分析治疗　　E. 认知治疗

6. 为了戒除病人烟瘾,在每次其想要吸烟时,采取某种方法反复使其感到不适,达到戒烟的目的,这种方法是

    A. 系统脱敏法　B. 支持疗法　C. 放松疗法　D. 厌恶疗法　E. 暴露疗法

7. 系统脱敏法是

    A. 将病人暴露于恐惧的刺激中

    B. 将病人焦虑、恐惧的刺激分不同等级并逐步放松

    C. 要病人不予理会异常行为

    D. 要分析刺激的情境并改变态度

    E. 快速消退已建立的条件反射

8. 对酒瘾的人多采用的心理治疗方法是

A. 系统脱敏法　B. 厌恶疗法　C. 放松训练　D. 精神分析　E. 支持疗法

9. 行为学派认为心身障碍的根源是

　　A. 潜意识中的心理冲突　　　　　　B. 对欲求的呐喊

　　C. 通过错误的学习而习得的行为　　D. 自我实现受到阻碍

　　E. 错误的认知评价

10. 一病人的人格特征表现为爱社交,广交朋友,渴望兴奋,喜欢冒险,行动常受冲动影响,反应快,乐观,好谈笑,情绪经常失控,做事欠踏实。若护士为他进行了艾森克人格问卷测量,你认为其结果可能是

　　A. P分高　　　B. L分低　　　C. E分高　　　D. N分低　　　E. H分高

11. 来访者因身体不适引起焦虑,来到心理门诊。医生经详细询问其病史和身体检查后,很肯定地认为病人的躯体症状是功能性的而并非是器质性疾病。这使病人减轻了焦虑,唤起了信心和希望。护士给予来访者的心理支持称为

　　A. 解释　　　B. 鼓励　　　C. 共情　　　D. 保证　　　E. 倾听

12. 一位中年妇女,在公交车上突然感到胸闷、心慌、心跳加速、出冷汗、十分难受,到医院经检查没发现异常。但从那以后,她再也不敢乘公交车,因为她害怕一乘车还会出现上次的反应,如果发病就会丧命。她的这种非理性的想法称作

　　A. 非黑即白　　B. 以偏概全　　C. 糟糕透顶　　D. 主观臆断　　E. 夸大、缩小

13. 一位学生在班级里学习名列前茅,因中考时不及格感觉受到了挫折,十分沮丧。他认为,我是优秀生,绝对不能出现不及格这样丢脸的事。此后,便一蹶不振,学习成绩开始滑坡。这个学生的想法是主观臆断

　　A. 绝对化　　B. 以偏概全　　C. 过度引申　　D. 主观臆断　　E. 糟糕透顶

14. 一位学生有考试焦虑,接受行为治疗后症状得到减轻,你认为有效的方法是

　　A. 暴露疗法　　　　　　B. 系统脱敏疗法　　　　　　C. 厌恶疗法

　　D. 标签奖励疗法　　　　E. 生物反馈疗法

15. 一位18岁的少女对以往爱好缺乏兴趣,什么也不想做,情绪低下,早醒,昼重夜轻,担心自己得病,来到心理门诊求医,如果需给她作临床评定,应考虑选用的量表是

　　A. 16PF　　　　　　　　B. EPQ　　　　　　　　C. SAS焦虑量表

　　D. SDS抑郁量表　　　　E. LES

16. 小红,25岁,因就业困难,请求心理治疗师给她介绍工作,被治疗师拒绝,这个符合

　　A. 接受性原则　　　　　B. 支持性原则　　　　　C. 保密性原则

　　D. 中立的原则　　　　　E. 关系限定原则

17. 心理测验的主要形式是

　　A. 问卷法　　B. 投射法　　C. 操作法　　　D. 作品分析法　E. 谈话法

18. 抑郁自评量表(SDS)的分界值为

　　A. 50分　　　B. 53分　　　C. 59分　　　D. 62分　　　E. 63分

19. 焦虑自评量表(SAS)的分界值为

　　A. 50分　　　B. 53分　　　C. 59分　　　D. 62分　　　E. 63分

20. 系统脱敏疗法适合于

　　A. 溃疡病　　　　　　B. 精神分裂症　　　　　　C. 厌食症

　　D. 恐惧症　　　　　　E. 高血压

第五章 病人的心理护理

第一节 心理护理概述

每个人面对疾病、衰老和死亡都会产生焦虑、抑郁、孤独、恐惧、依赖、退化、否认等情绪或行为,帮助病人减少这些消极情绪、不合理的行为等成为护理工作的重要部分。

 工作情景与任务

导入情景:

王先生,35 岁,工厂工人,因工作不慎被冲床截去右手。术后第 7 天,护士查房时发现病人神情黯淡、情绪低落,护士与其交谈时话语很少、没有精神,与护士没有目光接触,但表达了不能接受现实的感受。

工作任务:

1. 请提出王先生出现的心理问题。
2. 小组讨论对王先生的心理护理原则。

一、心理护理的概念

心理护理(psychological nursing)指护士通过各种方式和途径,有针对性地解决、改善病人现存的和潜在的心理问题,积极影响或改变病人的心理活动和行为,帮助病人在其自身条件下获得最适宜心身状态的护理过程。

二、心理护理的原则

①热情服务原则;②保持平等原则;③主动交往原则;④积极启迪原则;⑤灵活应变原

则;⑥自我护理原则;⑦保密原则。

第二节　躯体疾病病人的心理护理

躯体疾病病人因为患病,或多或少存在对疾病的不合理认知以及情绪问题和行为问题,对病人的认知进行矫正、情绪给予疏泄、行为提供指导是护理的重要组成部分。

 工作情景与任务

导入情景:

小李,女,因结石性胆囊炎急性发作入院,需择日进行手术治疗。她非常紧张、恐惧,且担心手术意外,以至于失眠。

工作任务:

请制订小李手术前手术后的心理护理计划。

一、常见情绪、行为问题的心理护理

常见情绪、行为问题如图5-1。

(一)焦虑

1. 概念　焦虑是一种内心紧张不安、恐惧和预感到似乎将要发生某种不利情况而又难以应付的负性情绪反应。

2. 评估

(1) 相关因素:①认为自己的疾病严重;②担心诊断与治疗方案不明确或护理措施不当;③住院生活不适应导致人际关系紧张;④因住院增加家庭经济负担;⑤对亲人或工作的牵挂;⑥担心失去健康、事业或家庭;⑦焦虑本身就是疾病症状,如围绝经期综合征、甲亢等。

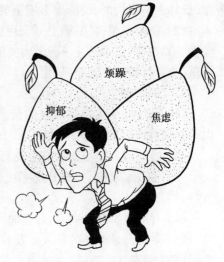

图 5-1　常见情绪、行为问题示意图

(2) 临床表现:病人可表现为坐立不安、烦躁失眠、对未来莫名担忧、唯恐受挫,甚至对诊治和护理的各个环节都存有担忧。

3. 心理护理

(1) 通过健康教育让病人获得疾病及其相关信息,从而降低病人的焦虑。

(2) 指导焦虑病人学习与训练放松技术,如静坐、想象、深呼吸、肌肉放松等,让病人学会对焦虑情绪的自我调控。

(3) 对于严重焦虑难以缓解的病人,必要时可在医生指导下给予抗焦虑药物。

(二)恐惧

1. 概念　恐惧是病人面临某种具体而明确的威胁或危险时所产生的一种负性情绪体验。

2. 评估

(1) 相关因素:①医院特殊的氛围,如抢救病人的紧张气氛;②特殊的临床诊治手段和危险性检查;③害怕手术;④害怕预后不良或危及生命。

（2）临床表现:病人在生理上可表现心率加快、血压升高、呼吸急促、面色苍白、尿频尿急、肢体颤抖、疲乏无力甚至晕厥等;在心理上表现为精神极度紧张、惶惶不可终日、烦躁不安、易激惹,常有恐怖、惧怕和逃避行为等。

3. 心理护理

（1）在手术或特殊检查前,护士要向病人做好术前或检查前交代,给病人足够的信息,使之做好充分的心理和生理准备。

（2）避免谈论容易引起病人恐惧心理的危险性话题,多使用镇静语言,使病人感到危险情境的减弱或消除,逐渐加强其安全感。

（3）当病人面临恐惧情境时,护士可以指导病人练习深呼吸,进行身心放松,缓解恐惧心理。

（三）抑郁

1. 概念　抑郁是一种闷闷不乐、忧愁压抑的消极心情,是一种持久的心境低落状态,主要由现实丧失或预期丧失引起。

2. 评估

（1）相关因素:①病人对疾病没有心理准备;②身患重病,对治疗丧失信心;③久病不愈,身体上不堪折磨、经济上不堪重负;④丧失健康、家庭、前途、经济收入等。

（2）临床表现:在生理上可表现食欲和性欲减退、失眠、头痛、易疲劳、体重下降、自主神经功能紊乱等;在心理上多会产生"反应性抑郁",表现消极压抑、郁郁寡欢、孤僻少语、心境低落、自卑自怜甚至绝望、轻生。

3. 心理护理

（1）及时向病人提供积极的信息,引导病人看到治疗、护理中的积极因素和点滴成效,以增强战胜疾病的信心。

（2）指导病人学习新的应对技巧,学会调节自己的情绪,鼓励病人的积极行为。

（3）争取家属配合,充分发挥社会支持系统的作用,多给病人生活上的关爱和心理上的支持。

（4）对严重抑郁的病人,必要时可在医生指导下给予抗抑郁药物治疗或心理治疗。

（5）对有自杀倾向的病人要及时给予危机干预。

（四）愤怒

1. 概念　愤怒指个体在追求目标的道路上遇到障碍、受到挫折时产生的负性情绪反应,可有不满、厌恶、恼怒、大怒、暴怒等强度。

2. 评估

（1）相关因素:①疾病的影响;②医患、护患或家庭人际关系冲突;③求医过程受阻;④社会与家庭障碍;⑤事业受挫。

（2）临床表现:生理表现可有血压、血糖升高,脉搏、呼吸加快等。常见心理表现:①攻击性行为;②情绪波动,易激惹。

3. 心理护理

（1）体谅包容:护士对愤怒的病人要给予充分的理解,多体谅、多包容。

（2）冷静处理:在病人处于情绪激动时不要做过多的解释,待病人情绪恢复平静时再进行安慰、解释等心理护理。

（3）引导宣泄：应适时、正确地引导病人进行有效宣泄。

（4）注意观察：严密监测病人愤怒时各项生命体征和生理指标的变化，严防意外发生。

二、不同病症病人的心理护理

（一）急重症病人的心理护理

1. 急重症病人的心理反应

（1）焦虑、恐惧：急重症病人起病急骤、病势凶险，常会导致焦虑不安、极度恐惧，甚至有濒死感。

（2）敏感、多疑：慢性疾病急性发作或病情恶化，表现为敏感、多疑、易激惹。

（3）悲观、抑郁：病情较重或反复发作的病人，认为生命即将终结或因病痛折磨感到生不如死，往往表现无助、悲观、绝望，冷漠，不配合或拒绝治疗，有的甚至出现自杀倾向。

2. 急重症病人的心理护理

（1）抢救分秒必争：护士要以高度的责任心与医生默契配合，熟练地进行救护，使病人看到生存的希望，增强病人的安全感。

（2）做好心理疏导：护士应充分了解病人的心理特征，给予恰当的心理疏导，使病人的恐惧、愤怒等负性情绪得到缓解，积极配合救治。

（3）加强保护性措施：护士不可在病人面前随意谈论病情，注意稳定家属情绪，对抢救无效死亡者应先做好家属工作，使家人有充分的心理准备并做好善后处理。

（二）慢性病病人的心理护理

1. 慢性病病人的心理反应

（1）心境抑郁：病人因丧失劳动力，使事业、家庭和经济等蒙受损失，感到自己是家人的累赘，不良情绪与日俱增，表现为悲观、自责，甚至丧失治疗的信心和生活的热情。

（2）归因转移：表现对身体的微小变化颇为敏感，责怪医生、埋怨家人、任性挑剔，不时提出过高的治疗与护理要求，人际关系紧张。

（3）依从性降低：病人常因治疗不能立见成效而怀疑治疗方案或治疗水平，表现为要求其他医生会诊、擅自到院外治疗、自行更换药物甚至抗拒治疗等。

（4）病人角色强化：慢性病病人一旦进入病人角色，便会逐渐形成对"病人角色"的强化和习惯化心理，这将妨碍疾病的康复。

2. 慢性病病人的心理护理

（1）提高疾病适应性：提高病人应对慢性疾病所带来的困难和问题的技巧。

（2）情绪疏导：在建立良好护患关系的基础上，进行情绪疏导，帮助慢性病人形成或提高有效控制负性情绪的能力。

（3）营造温馨和谐的疗养环境：包括良好的医疗环境、家庭环境以及和谐的人际关系等，护士要帮助病人做好相应的协调工作。

（4）认知调整：帮助病人消除不合理的信念，重建对慢性病的正确认识，达到减轻或消除疾病症状的目的。

（三）手术病人的心理护理

1. 手术前病人的心理反应和心理护理

（1）手术前病人的心理反应

1）焦虑与恐惧：手术前多数病人都会因害怕手术疼痛、意外等，产生紧张、焦虑和恐惧心理,引起失眠和多梦。

2）依赖心理:病人渴望技术高明的医生为自己做手术、期待护士能尽心竭力照护好自己。

3）自责心理:自责自己给亲人带来麻烦、给家庭增加了经济负担等。

（2）手术前病人的心理护理

1）力求取得信任:耐心听取病人的倾诉和要求,向病人及家属阐明手术的必要性以及对病人健康的影响,对手术的安全性作一定的说明,使病人产生信任感。

2）提供相关信息:及时向病人和家属提供与手术相关的信息,如术前检查情况、医生的手术经验和技术水平等,使病人产生安全感。

3）进行术前指导:用恰当的言语,介绍手术前需要做的准备、手术中可能的体验、手术后的护理措施,使病人做好手术前的心理与生理准备。

4）指导病人自我调控:如教会病人运用深呼吸、放松训练,分散注意力、改变认知等方法,以减轻手术前的紧张焦虑。

5）争取社会支持系统的支持:术前可安排家属及时探视,引导同事和朋友对病人进行安慰和鼓励,增强其战胜疾病的信心。

2. 手术后病人的心理反应和心理护理

（1）手术后病人的心理反应

1）术后伤口疼痛、行动不便等引起的情绪烦躁焦虑。

2）担忧手术效果。

3）器官切除病人可产生缺失心理和阉割心理。

4）不愿离开医院等角色行为强化。

（2）手术后病人的心理护理

1）及时反馈手术信息:病人醒后护士应主动向病人说明手术顺利完成,使其树立信心,配合治疗。

2）缓解术后疼痛:缓解术后疼痛不仅要掌握止痛药的应用,还应注重引起疼痛的诸多心理因素,采用暗示或转移注意力等方法减轻疼痛。

3）加强术后康复指导:及时向病人说明术后活动和功能锻炼在有效预防并发症和促进脏器功能恢复中的重要作用,指导病人活动训练,以促进其早日康复。

4）克服缺陷心理:对因手术造成生理缺陷的病人要尊重,及时给予关心和心理疏导,鼓励病人勇敢地接纳现实。

（四）传染病病人的心理护理

1. 传染病病人的心理反应

（1）紧张、恐惧:病人对传染病充满恐惧,因惧怕被确诊而进入隔离状态,迟迟不去就医,延误了病情,失去了最佳治疗机会。

（2）自卑心理:一旦确诊了传染病,病人会在心理和行为上与周围人群产生距离。

（3）回避心理:患传染病后,病人不仅要忍受疾病的痛苦,更难以忍受的是自己成了威胁他人的传染源。因此许多病人不愿与他人接触,也回避说出自己所患的真实疾病等。

（4）孤独心理:当病人感到连自己的亲人都不敢与自己接近时,孤独感便会油然而生。

2. 传染病病人的心理护理

（1）解释指导:使病人对传染病的有关认识能够建立在科学的基础上,能够正确评价自己的病情、了解疾病的预后、理解暂时隔离治疗的意义。

（2）疏导宣泄：鼓励病人宣泄心中的郁闷和恐惧，给予恰当的心理疏导，使其消除恐惧心理，树立战胜疾病的信心，积极接受治疗。

（3）预防心理创伤：护士在病人面前不能有丝毫怕被传染的言语、表情和行为，防止病人因此而造成不良的心理创伤。

（4）鼓励亲友探视：加强心理支持，满足其爱与归属的需要。

（五）疼痛病人的心理护理

1. 疼痛病人的心理反应　①急性危重病人的心理反应主要表现为恐惧、紧张，生理反应则以心血管系统、呼吸系统变化为主；②慢性疼痛病人的心理反应主要表现为抑郁和焦虑。

2. 影响疼痛的因素　①幼年时期体验：幼年时疼痛经验会影响成年后对疼痛的感受；②情绪状态：如积极情绪可使痛阈提高，从而减轻或缓解疼痛；③对处境的认知评价：消极或夸大的认知评价可使病人痛觉敏感；④注意力：注意力过分集中在痛觉上，疼痛就会加剧；⑤个性特征：如具有疑病、癔症、抑郁、易于接受暗示的个体对疼痛的忍受力较低；⑥对疼痛的预期：疼痛的"继发性获益"，可能会通过强化机制固定下来。

3. 疼痛病人的心理护理

（1）解释与支持：让病人释放因疼痛引起的负性情绪，向病人解释疼痛的原因及规律性，可减轻疼痛病人的焦虑、恐惧、抑郁情绪。

（2）转移注意力：转移注意力可使痛感明显减轻。

（3）积极暗示：护士在心理护理过程中所采用的积极的语言暗示，使用安慰剂的药物暗示，常可有效缓解病人的心因性疼痛。

（4）指导病人做放松训练：让病人有节律的深呼吸，通过自我意识集中注意力，放松全身各部位肌肉，对减轻疼痛强度、增加耐痛力具有良好效果。

三、不同年龄阶段病人的心理护理

（一）儿童病人的心理反应与心理护理

1. 儿童病人常见的心理反应

（1）分离性焦虑：儿童因住院与母亲分离，易产生分离性焦虑。他们会表现出不安、孤独、冷漠、拒食、哭闹不止、发脾气等现象，其中以6个月至1岁半的患儿反应最为强烈。

（2）恐惧：由于疾病引起不适、注射引起疼痛、各种检查引起恐惧、医院陌生环境引起的不安等，儿童住院后的突出心理反应就是恐惧。

（3）皮肤饥饿：婴幼儿生病住院后离开了母亲或亲人，这种特殊需要得不到充分满足，会引起哭闹不止、食欲不振、睡眠不安等"皮肤饥饿"反应。

（4）行为异常：患病住院对儿童来说是巨大的生活事件，可引起心理应激反应和行为异常。异常行为包括：①对立行为；②退化行为；③被动依赖。

2. 儿童病人的心理护理

（1）满足患儿心理需要：应注意病室装饰色彩明快，医护人员服饰颜色温馨等，以适应儿童心理需要，避免分离焦虑。

（2）重视与患儿父母的沟通：对患儿的家长进行宣教，正确对待患儿疾病的变化，取得家长的配合和支持。

（二）青年期病人的心理反应与心理护理

1. 青年期病人的心理反应

（1）震惊：青年期正是对未来充满憧憬的时期，当得知自己患病尤其是患有严重疾病时，往往感到震惊，很难接受患病的事实。

（2）否认：生病之初，会经历明显的"否认"阶段，否认自己得病。

（3）情绪不稳定：对疾病的情绪反应强烈而不稳定，病情稍有好转就盲目乐观；病程稍长或有后遗症时就自暴自弃。

（4）孤独寂寞：青年人活泼好动，生病住院使其活动受限，周围没有熟悉的同学和朋友，又不能常和家人见面，感到寂寞和孤独。

2. 青年期病人的心理护理

（1）疏导心理、宣泄情绪。

（2）促进交往、丰富生活。

（3）理解尊重、关怀指导。

（4）自我护理、满足需要。

（三）中年期病人的心理反应与心理护理

1. 中年期病人的心理反应

（1）社会角色多、心理压力大：患病对中年人的工作和家庭生活产生巨大的冲击，经济负担较重，心理反应复杂，常表现忧心忡忡、焦虑、烦躁等。

（2）更年期心理变化：解剖与生理功能的退化以及内分泌的改变，常可表现为兴趣改变、情绪烦躁、情感脆弱、易激惹等，同时可伴有明显的自主神经功能紊乱症状，如潮热出汗、头痛失眠、食欲减退、乏力疲惫等。

2. 中年期病人的心理护理

（1）为病人当好"参谋"和"顾问"。

（2）体贴和关心更年期病人。

（四）老年期病人的心理反应与心理护理

1. 老年期病人的心理反应

（1）否认心理：病人生病后常逞强操劳以示无病，不愿就医治疗，以此证实自己的能力和存在的价值。

（2）自尊心理：多数老年病人自尊心强，希望得到医生和护士的尊敬，喜欢别人恭顺服从，盼望亲朋好友探望。

（3）自卑心理：老年人常有老朽感与无价值感，对疾病痊愈信心不足，如果患病时家人照顾不周，老人往往会更加自卑自怜。

（4）退化心理：老年人患病后心理退化明显，表现天真幼稚、情感脆弱、自控力差，常提出不切实际的要求，对家人和医护人员过分依赖。

（5）恐惧心理：当病情较重时常出现怕死、恐惧、忧虑等情绪反应。

2. 老年期病人的心理护理

（1）尊重体贴老人：老年病人的突出心理需求是被重视、受尊敬，护士应尽量满足老年人的需要。

（2）提供舒适、安全的疗养环境：病区应为老年病人设置一些自助设备，如扶手、手杖之类，使之获得安全感；病人的日常用物，最好放在便于拿取的地方，使之获得独立感等。

（3）调节好病人的疗养生活：护士应在饮食上力求美味可口、营养丰富、容易消化；在精神上，关心他们的冷暖，满足生活上的需要，减少老人的孤独感和被遗弃感。

（4）指导老年人克服不良心理：如情绪低落、悲观失望的老年病人，要鼓励其回忆美好的往事，使老人获得心理上的愉悦和满足，改善不良心境等。

四、临终病人的心理护理

（一）临终病人的心理反应

临终病人的心理活动和行为反应极其复杂，大体经历五个阶段：

1. 否认期 病人不承认自己病情的严重性，求生欲望强烈，幻想着治疗上出现新的奇迹。

2. 愤怒期 病情趋于严重，病人意识到自己的生命岌岌可危，表现悲伤和愤怒。

3. 妥协期 病人逐渐接受现实，表现为平静、安详、友善、顺从治疗，但渴望延缓死亡和减轻痛苦，希望得到更精心的关怀照顾，获得身体舒适和心理安慰。

4. 抑郁期 病人意识到死亡将至，感到悲伤和绝望。表现出不想多说话、不愿孤独，希望较多的亲朋好友在床旁陪伴，愿意得到更多人的同情和安抚。

5. 接受期 多数病人表现为安宁、平静和理智地面对即将发生的死亡事实。

（二）临终病人的心理护理

对临终病人，一方面，医护人员可以在征得病人家属同意并在场的前提下，提供适当的信息，交谈时态度要诚恳，语气要平和。另一方面，护理人员要创造条件给病人最大的心理支持和安慰，想尽一切办法减轻疾病给病人带来的躯体上的痛苦。

（三）临终病人家属的心理护理

在病人即将离开亲人时，家属的情绪反应是巨大的。护士应妥善地疏导病人家属的悲伤，给他们以精神上的支持和安慰，向他们讲述有关死亡的知识，帮助他们直面现实，关心、注重病人最后日子的生存质量。

第三节 心身障碍病人的心理护理

一、心身障碍概述

（一）心身障碍的概念

心身障碍（psychosomatic disorder）又称心身疾病或心理生理疾患，是指以躯体症状为主，心理社会因素在疾病的发生、发展过程中起重要作用的一类疾病。

（二）心身障碍的范围

按器官系统，目前认为以下一些疾病为心身障碍：

1. 消化系统 消化性溃疡、神经性厌食、神经性呕吐、溃疡性结肠炎、肠道易激惹综合征等。

2. 心血管系统 原发性高血压、冠心病、心律失常、心肌梗死，心脏神经症等。

3. 呼吸系统 支气管哮喘、神经性咳嗽、过度换气综合征等。

4. 皮肤系统 神经性皮炎、瘙痒症、慢性荨麻疹、湿疹、银屑病等。

5. 内分泌系统 甲状腺功能亢进、肥胖症、糖尿病、围绝经期综合征等。

6. 神经系统　睡眠障碍、紧张性头痛、偏头痛、抽动症、自主神经功能失调等。

7. 泌尿生殖系统　经前紧张综合征、功能失调性子宫出血、性功能障碍、膀胱激惹症、遗尿症等。

8. 骨骼肌肉系统　腰背痛、书写痉挛、肌痛、颈肩综合征等。

9. 其他　癌症、咽部异物感、梅尼埃综合征、原发性青光眼、口腔炎等。

二、心身障碍病人的心理护理原则

1. 灵活性原则

（1）对于急性发病而又躯体症状严重的病人，应以生理护理为主，辅之以心理护理。

（2）对于以心理症状为主而躯体症状为辅的病人，则可重点安排好心理护理，同时实施躯体护理。

2. 支持性原则　有针对性地运用支持疗法、认知疗法、行为疗法等，调整病人的心理障碍；同时重视发挥病人的社会支持系统，从而改善心身疾病的症状和预防复发。

3. 自护性原则　帮助和指导病人做好自我护理，丰富生活内容，提高应激的应对技巧，建立良好的人际关系。

三、常见心身障碍病人的心理护理方法

（一）癌症

1. 癌症病人的心理反应

（1）发现期：病人的心理反应主要表现为焦虑伴否认，一方面因害怕恶性肿瘤被证实而焦虑，另一方面又存在"诊断有误"的否认心理。

（2）确诊期：病人通常表现为：①恐惧；②怀疑与否认；③愤怒与沮丧；④认可和依赖。

（3）治疗期：此期病人的心理活动常随着治疗及病情的变化而变化。如放疗和化疗的病人可由于治疗的毒副作用，出现痛不欲生等严重的心理反应。

2. 癌症病人的心理护理

（1）慎重告知诊断：根据病人的个性特征、病情程度、病程及对癌症的认识等，慎重决定如何告知病人真相及告知的时间及方法，避免给病人带来过大的精神打击。

（2）指导行为矫正：C 型行为特征与患癌症具有高相关性，护士应使病人认识到不良行为习惯的危害性，并指导其行为矫正。

（3）积极心理暗示：护士可运用暗示性言语、安慰剂等心理暗示方法减轻病人的疼痛等。

（4）重视榜样示范：病友的榜样示范，对增强病人抗击癌症的决心具有非常重要的作用。

（二）原发性高血压

1. 原发性高血压病人的心理反应

（1）焦虑：病人常为原发性高血压病程漫长、变化复杂、缺少根治药物、血压波动不稳或居高不下而焦虑，担心自己的病治不好。

（2）猜疑：病人为自己所患疾病的不良预后担忧，内心常缺乏安全感、顾虑重重、敏感多疑。

（3）恐惧：病人常担心自己高血压会引起脑出血等并发症，生活不能自理、失去工作能

力,因而产生紧张和恐惧感。

2. 原发性高血压病人的心理护理

(1)缓解心理应激:指导病人有效的应对生活事件,减轻心理压力,帮助病人缓解心理应激,打破"应激源-血压升高-负性情绪-血压更高"的恶性循环。

(2)积极调整心态:开导病人,学会随遇而安,减轻心理压力。

(3)指导自我护理:教会病人进行自我心理护理,学会自我心理调适,如合理认知、调控情绪、良好生活方式等。

(三)冠心病

冠心病是多种致病因素综合作用的结果。其中,心理、社会因素起着重要的作用。

1. 冠心病病人的心理反应

(1)焦虑、恐惧:焦虑和恐惧是冠心病病人最普遍的心理状态,也是促使病情恶化的原因。主要表现为紧张、惊惶失措、不敢活动、害怕死亡即刻降临。

(2)抑郁、悲哀:病人担心生病会导致独立性的丧失、收入减少、地位改变、性功能障碍或躯体活动受到影响等,表现出抑郁情绪。主要表现为:情绪低落、悲哀、失眠、食欲减退、反应迟钝等。

(3)依赖药物:一些病人对药物依赖心理较重,认为只要坚持服药,疾病就会有所好转。

2. 冠心病病人的心理护理

(1)指导正确认知:帮助病人了解冠心病的病因及诱发因素、冠心病用药的一般知识,使病人对疾病形成正确的认识,最大限度地发挥药物的生理效应。

(2)积极调整心态:开导病人以平和的心态对待竞争,合理调整期望值,学会随遇而安。

(3)实施行为矫正:①冠心病的发病与 A 型行为密切相关,护士应评估病人的 A 型行为;②教会病人自我控制技术和行为矫正训练,如进行放松训练,启发病人通过冥想、深呼吸等放松心身;③督促病人记录主观感受,分析主观感受与症状的联系,强化矫正效果。

(4)给予健康指导:指导病人合理饮食起居、劳逸结合、戒烟限酒,忌看易致激动的影视书刊,避免情绪激动、精神紧张等诱发疾病的因素。

 知识窗

弗雷德曼与 A 型个性

在 20 世纪 60 年代初,弗雷德曼对 3000 多名年龄在 31~59 岁的男性公民进行测试,其后追踪观察至 70 年代,在被测试者中检查出冠心病病人 257 人,其中 70% 的人具有以下共同特点:个性急躁,好胜心强,讲话快速,声音洪亮,好争辩,固执己见,富有攻击性和挑衅性,情绪冲动,做事匆匆忙忙,时间概念强烈,不时看看手表,连吃饭睡觉时也在思索问题。弗雷德曼将这些易患冠心病的特征称为"A 型个性",后来广被引用为"冠心病个性"。

(四)消化性溃疡

1. 消化性溃疡病人的心理反应

(1)焦虑:病人因担心进餐后疼痛出血,常表现惶恐不安、情绪不稳定。

(2)抑郁:因溃疡久治不愈或反复发作,病人自感痛苦和拖累亲人,给家庭又造成经济负担,常常会自卑、自责、郁郁寡欢。

（3）恐惧：当病人发生剧烈腹痛时，常担心胃穿孔或消化道出血而致死，因此精神极度紧张、恐惧。

2. 消化性溃疡病人的心理护理

（1）消除不良情绪：使病人了解所患疾病的病因、特点、控制方法及治疗手段，消除其认识上的曲解和误区，从而消除不良情绪、逐渐树立战胜疾病的信心。

（2）提供心理支持：护士要耐心地倾听病人述说内心压力与烦恼，给予理解和安慰，帮助病人有效应对生活事件、勇敢面对挫折，教会病人运用自控技术调节负性情绪。

（3）协调人际关系：要帮助病人协调好护患之间、病人之间的关系，让病人在温馨和谐的人际氛围中放松心身，以利于疾病早日康复。

（4）防止疾病复发：护士应告诉病人入院、出院的注意事项和疾病防治的相关知识，有效防止疾病的复发及溃疡出血、穿孔、癌变等并发症的发生。

课堂讨论

猴 子 的 胃

一名研究者将两只猴子绑在并列的两把椅子上，其中一只被叫做"执行猴"，训练它按动杠杆，以使它和另一只猴子避开电击。如果超过20分钟没按动杠杆，两只猴子都将受到电击，两只猴子的命运皆被"执行猴"掌握。几个月后研究者发现，"执行猴"患了溃疡，而另一只猴子却没有。两只猴子受电击次数相等，不同的是后一只猴子把命运完全交给了"执行猴"，长期的慢性焦虑导致副交感神经活动占优势，引起了胃酸的过多分泌，并最终导致溃疡的发生。

讨论：影响猴子的胃的因素。

（五）支气管哮喘

1. 支气管哮喘病人的心理反应

（1）紧张、焦虑：多数支气管哮喘病人具有依赖性强、较被动顺从、敏感、易受暗示、情绪不稳定、希望被人照顾和以自我为中心等人格特点，这主要是因为过度焦虑、依赖及心理压力等心理因素影响自主神经系统，继而影响支气管平滑肌，导致哮喘发作。当哮喘初次发作时，由于发病突然，症状明显，加之病人对本病缺乏足够的了解和心理准备，往往产生紧张、焦虑等情绪反应。

（2）烦躁、恐惧：因哮喘多在夜间发作，病人自觉呼吸困难、胸闷、被迫坐位、张口呼吸、发绀、大量出汗、易疲劳；哮喘持续发作时，支气管舒张剂效果不佳，致使病人筋疲力尽，有濒死感。对此病人易表现出烦躁、恐惧，对各项检查和治疗缺乏耐心和信心，过于担心疾病预后。

2. 支气管哮喘病人的心理护理

（1）了解发作诱因：支气管哮喘主要的原因是过敏和自主神经功能紊乱，重要诱因是情绪的强烈变化。

（2）针对性护理：采取针对性情绪疏导，缓解病人紧张；使病人尽量远离刺激源；训练病人改善敏感个性，调节焦虑情绪。

（3）指导病人自我护理：指导病人建立一份"档案"，记录每次发作的时间、轻重程度、周围环境、当时的情绪、有无特殊事件、疲劳或剧烈活动，以便找出其哮喘发作的诱因因素，采取适当措施避免疾病复发。

（六）糖尿病病人的心理护理

1. 糖尿病病人的心理反应

（1）负性情绪：由于糖尿病是一种难以治愈的终身性疾病，随着病程进展还会出现多种并发症。故病人易出现焦虑、恐惧、悲观及失望等负性情绪。

（2）怀疑、拒绝：有些病人不愿改变原有的饮食习惯和生活方式，拒绝胰岛素治疗和血糖检查，也有的以为只是血糖高对身体并无大碍，也会拒绝治疗。

（3）厌世：随着病程迁延，可引发较严重的并发症，病人很可能抗拒治疗，自暴自弃，甚至不信任医护人员，主要表现为表情冷漠、对所有事情均无动于衷。

2. 糖尿病病人的心理护理

（1）调节情绪：护士要鼓励病人倾诉，注意倾听病人的顾虑，进行有针对性的解释，恰当说明病情，提供积极信息，以减轻病人压力，树立战胜疾病的信心。

（2）加强健康教育：包括对糖尿病的知识教育、用药知识、饮食控制、运动锻炼和病情监测的知识教育，让病人了解到糖尿病目前虽不能根治，但合理地调节饮食、适当地运动、科学地用药等可以很好地控制病情，并能像健康人一样工作、学习和生活。

（3）强调自我护理，提高治疗依从性：糖尿病是终身性疾病，大部分时间在院外治疗，应鼓励病人积极参与，注重自我调节，强调在治疗和康复过程中病人的主体作用，以减轻或避免糖尿病急、慢性并发症的发生，从而提高病人的生活质量。

 边学边练

实践3 老年期病人心理护理程序训练

 知识窗

中职生心理健康知识

1. 自觉学习心理知识，寻求心理健康的良药。
2. 对自己不过分苛求，确定目标适中，养成"平常心态"。
3. 对他人的期望不要过高，避免失望感。
4. 不盲目地处处与其他同学竞争，避免过度紧张。
5. 积极参加集体活动，扩大社会交往。
6. 加强意志锻炼，保持乐观的"正性情绪"。

（熊 黎）

 自测题

1. 心理护理的核心是
   A. 同情和理解病人　　　　　　B. 教育病人
   C. 帮助病人改善人际关系　　　D. 帮助病人改变认知
   E. 帮助病人获得最适宜心身状态
2. 实施心理护理的关键是
   A. 护士倾听时的耐心　　　　　B. 护士的同情心

    C. 调动护理对象的积极心理因素　　　　D. 护士的关心与保证

    E. 给予药物治疗

3. 下列**不属于**心身疾病的是

    A. 消化性溃疡　　　　　　B. 痴呆症　　　　　　　　C. 神经性呕吐

    D. 偏头痛　　　　　　　　E. 性功能障碍

4. 到病情严重,初次感到死亡威胁时,典型的反应是

    A. 感到抑郁　　　　　　　B. 异常愤怒　　　　　　　C. 感到震惊并否认疾病

    D. 接受事实,并寻找可能的补救办法　　　　　E. 等待死亡

5. 急重症病人由于起病疾骤,病势凶险,最易出现的心理反应是

    A. 震惊　　　　　　　　　B. 否认疾病　　　　　　　C. 对死亡恐惧

    D. 对治疗有信心　　　　　E. 等待死亡

6. 慢性病病人由于病程较长、症状固定或反复发作,易出现

    A. 心境抑郁　　　　　　　B. 揣测心理　　　　　　　C. 恐惧心理

    D. 乐观面对　　　　　　　E. 情绪紧张

7. 许多手术病人度过手术关后,会先进入一个积极的心理反应期,表现为

    A. 手术后疼痛感　　　　　B. 病痛解除的轻松感　　　C. 术后的紧张感

    D. 器官阉割的缺失感　　　E. 被亲人照顾的快感

8. 在传染病人面前,护士不能有害怕被传染的语言、表现和行为,是防止

    A. 给病人造成不良心理创伤　　　　　B. 给病人造成紧张

    C. 给病人造成孤独　　　　　　　　　D. 给病人造成恐惧

    E. 给病人造成抑郁

9. 儿童在哪个年龄段对住院诊疗引起的分离性焦虑最为强烈

    A. 6个月以前　　　　　　B. 6个月~1岁半　　　　　C. 2~3.5岁

    D. 4~5周岁　　　　　　　E. 6周岁以上

10. 青年期病人多注重友谊、具有向群性,护士对其进行心理护理时应尽量

    A. 疏导情绪　　B. 亲切安慰　　C. 促进交往　　D. 关怀体贴　　E. 批评教育

11. 多数老年病人自尊心强,突出的心理需求是受到医护人员

    A. 重视和尊敬　　　　　　B. 体贴和照顾　　　　　　C. 教育和指导

    D. 关怀和爱护　　　　　　E. 服从和冷落

12. 临终病人对死亡已有充分准备,内心十分平静,说明已进入

    A. 否认期　　B. 愤怒期　　C. 妥协期　　　D. 抑郁期　　　E. 接受期

13. 原发性高血压病程漫长、变化复杂,护士不可能终身陪伴和护理,因此要教会病人进行

    A. 自我检查　　B. 自我用药　　C. 自我护理　　D. 自我矫正　　E. 自我暗示

14. 支气管哮喘主要表现过敏和自主神经功能紊乱,重要诱因是

    A. 微生物感染　　　　　　B. 情绪的强烈变化　　　　C. 过于疲劳

    D. 人际关系紧张　　　　　E. 个性不良

15. 与A型性格有关的疾病是

    A. 癌症　　　　　　　　　B. 冠心病　　　　　　　　C. 支气管哮喘

    D. 消化性溃疡　　　　　　E. 甲状腺功能亢进

16. 曲女士,50岁,因月经失调、潮热出汗、头痛失眠、乏力疲惫、好发脾气而到医院就诊。当得知患有更年期综合征后,忧心忡忡、孤僻少语、心境低落,感到自己老了,生活没有希望了……请评估曲女士的心理表现

　　A. 焦虑　　　B. 恐惧　　　C. 愤怒　　　D. 抑郁　　　E. 孤独

(17~18题共用题干)

　　吴女士,34岁,刮宫手术后3个月,始终对手术和护理的后果担忧,害怕刮宫手术后会留有后遗症或发生癌变,近来出现烦躁失眠、坐卧不安、唯恐受挫等。

17. 此为情绪异常中的

　　A. 悲伤　　　B. 焦虑　　　C. 恐惧　　　D. 情感低落　　E. 情感高涨

18. 以下护理措施对吴女士**不合适**的是

　　A. 提供舒适修养环境　　　B. 鼓励参加休闲性活动　　　C. 指导放松

　　D. 主动关心　　　E. 详细提问

(19~20题共用题干)

　　黄先生,2年前诊断肺癌,做肺叶切除手术和化疗。近来明显消瘦,进食后恶心,皮肤、巩膜黄染,经B超发现肝脏有转移病灶。刘先生得知这一消息后,不思饮食、表情淡漠、拒绝治疗,处于绝望之中。

19. 该病人最可能有的心理护理诊断是

　　A. 精神困扰　　　　　　B. 无望感　　　　　　　C. 调节障碍

　　D. 预感性悲哀　　　　　E. 对死亡的焦虑

20. 若要改变这种状态,首选护理措施是

　　A. 鼓励病人表达自己情感,说出忧虑、害怕、担心或希望的事情

　　B. 与其本人及家属讨论分析,鼓励其面对现实

　　C. 指导家属和朋友用不同的方式表达关爱和提供帮助

　　D. 指导病人提高自信心,参与到有能力支配的活动中去

　　E. 指导病人提高自我护理能力

第六章　精神障碍的常见症状与诊断

 学习目标

1. 具有高度的同情心和责任心,尊重病人。
2. 掌握精神症状的特点;掌握常见精神症状的临床表现及其评估意义。
3. 了解精神疾病的诊断原则和分类。

第一节　精神障碍的症状学

精神障碍(mental disorder)又称精神疾病,是指个体在各种因素(包括生物、心理、社会环境因素等)的作用下,造成大脑功能失调,出现感知、思维、情感、意志、行为等心理过程的异常活动,有些可伴有生理功能障碍。

 工作情景与任务

导入情景:

小王,男,8个月前,其父亲因高速驾驶发生车祸身亡。此后常失眠、情绪低落、不愿与人交往;近3个月,独处时常听到有人跟他讲话,说他父亲的车祸与某人有关,故多次给公安机关写信反映其父亲被害之事,后来又感觉到自己的思维、情感不由自己支配,自己的想法还未说出已经人人皆知,常独自哭泣。

工作任务:

1. 请指出小王出现的精神症状。
2. 根据这些症状,请判断小王可能患的疾病。

异常的精神活动通过人的外显行为如语言、表情、行为等表现出来,称为精神症状。研究精神症状及其产生机制的学科称为精神障碍的症状学,又称精神病理学。

一、精神症状的特点

精神症状是大脑功能障碍的表现,是精神障碍临床诊断的主要依据,每一种精神症状都有其明确的定义,并具有以下特点。

1. 症状的出现与消退不受病人意识的控制。
2. 症状一旦出现,难以通过转移令其消失。

3. 症状会给病人带来痛苦体验。

4. 症状的内容与周围客观环境不相符。

5. 症状会给病人带来不同程度的社会功能损害。

异常的精神活动是一个很复杂的过程,而且个体差异很大。因此,在评估症状时,须对具体情况作具体分析。

二、常见精神症状

精神障碍的症状按心理的过程概括为感知觉障碍、思维障碍、注意障碍、记忆障碍、智能障碍、情感障碍、意志行为障碍、意识障碍等类别。

(一)感知觉障碍

感知觉障碍主要包括感觉障碍、知觉障碍和感知综合障碍。

1. 感觉障碍 多见于神经系统器质性疾病和癔症。

(1)感觉过敏:指对外界一般强度的刺激感受性增高。如对微风的声音感到震耳,多见于神经症、癔症等。

(2)感觉减退:指对外界刺激的感受性降低。如对强烈的疼痛只是轻微的感觉,多见于意识障碍、抑郁状态、木僵状态、催眠状态等。

(3)感觉倒错:指对外界刺激产生与正常人不同性质或相反的异常感觉。如对冷刺激产生灼热感,多见于癔症。

(4)内感性不适:又称体感异常,指躯体内部产生某种不舒适的感觉。如感到某种牵拉、虫爬等特殊感觉,往往成为疑病观念的基础。多见于神经症、精神分裂症、抑郁状态和癔症等。

2. 知觉障碍 是大多数精神障碍的主要症状。

(1)错觉(illusion):指对客观事物歪曲的知觉,即把实际存在的事物歪曲为与实际完全不相符的事物。正常人在特定状态下可产生错觉,但能很快纠正,如杯弓蛇影、草木皆兵等(图6-1)。病理性错觉常在意识障碍时出现,带有恐怖色彩,常见于器质性精神障碍。

(2)幻觉(hallucination):虚幻的知觉,即没有相应的客观刺激作用于人的感觉器官而出现的知觉体验。

根据感觉器官的不同,幻觉可分为:

1)幻听:是临床上最为常见的幻觉,指病人可听到单调的或嘈杂的声音。最多见的是言语性幻听,具有诊断意义,常见于精神分裂症;非言语性幻听,如机器轰鸣声、流水声,多见于脑器质性病变。

2)幻视:幻视内容丰富多样。在意识障碍时,幻视常带有恐怖性质,多见于躯体疾病伴发精神疾病的谵妄状态;在意识清晰时,幻视多见于精神分裂症。

3)幻嗅:病人闻到一些难闻的气味。如烂苹果味、腥臭味等,常与其他幻觉和妄想合并

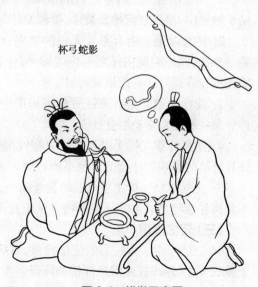

图6-1 错觉示意图

出现。多见于颞叶损害,也可见于精神分裂症。

谁在议论小王?

小王,男,18岁,学生,患精神分裂症。

近几天听到屋外有学校老师谈论他的声音,说他学习不努力,破坏同学关系,应给予批评等。小王找不到谈论他的人,而认为老师不愿意跟他见面。虽然没有一个人听到这些声音,但小王坚信他们来了,因此常向窗外回答说:"我要和你们辩论,我太冤枉了"等。

请指出小王表现出的主要症状。

4)幻味:病人尝到食物内有某种特殊的怪味,因而拒食。常继发被害妄想,主要见于精神分裂症。

5)幻触:病人感到皮肤上有某种异常的感觉,如虫爬感、针刺感等。可见于精神分裂症或器质性精神病。

6)内脏性幻觉:病人对躯体内部某一部位或脏器的异常知觉体验。如感到肠扭转、腹腔内有虫爬行等,常与疑病妄想或被害妄想伴随出现。多见于精神分裂症及抑郁发作。

3. 感知综合障碍 指病人对客观事物能感知,但对个别属性如大小、形状、颜色、距离、空间位置等产生错觉。多见于精神分裂症、癫痫所致精神障碍、抑郁发作等。

(1)视物变形症:病人感到周围的人或物体在大小、形状、体积等方面发生了变化。看到物体的形象比实际增大称作视物显大症,比实际缩小称为视物显小症。

(2)空间知觉障碍:病人感到周围事物的距离发生改变。

(3)时间感知综合障碍:病人对时间的快慢出现错误的知觉体验。

(4)非真实感:病人感到周围事物和环境变得不真实。

(二)注意障碍

1. 注意增强 指有意注意的增强。指在某些精神病状态下,病人特别易于注意某事物。见于神经症、偏执型精神分裂症、抑郁发作等。

2. 注意减退 指有意及无意注意兴奋性减弱。病人的注意难以在较长时间内集中于某一事物,同一时间内注意的广度缩小,注意的稳定性也显著下降。多见于神经衰弱、脑器质性精神障碍及伴有意识障碍时。

3. 注意涣散 指有意注意的不易集中,由注意稳定性降低所致。多见于神经衰弱、精神分裂症和儿童多动综合征。

4. 注意转移 指无意注意的兴奋性增强,但注意不能持久,注意稳定性降低,很容易受外界环境的影响而注意的对象不断转换。多见于躁狂发作。

5. 注意狭窄 指注意范围的显著缩小,有意注意减弱。当病人注意集中于某一事物时,不能再注意与之有关的其他事物。见于意识障碍或智能障碍的病人。

(三)记忆障碍

1. 记忆增强 指病态的记忆增强,对病前不能够且不重要的事都能回忆起来。主要见于躁狂发作、轻躁狂或偏执性精神障碍病人。

2. 记忆减退 指记忆的三个基本过程普遍减退。可见于痴呆、焦虑、抑郁发作,也见于正常老年人。

3. 遗忘 遗忘症也被称为"回忆的空白"。遗忘不是记忆的普遍性减退,而是指部分或全部地不能回忆以往的经验,即主要指回忆过程障碍。多见于老年性痴呆、脑器质性病变及癔症等。

(1)顺行性遗忘:指病人回忆不起疾病发生后一段时间内所经历的事件。遗忘的时间和疾病同时开始。

(2)逆行性遗忘:指病人回忆不起疾病发生前某一阶段的事情。

(3)进行性遗忘:影响较大的是再认和回忆。病人遗忘日趋严重,由近事遗忘发展到远事遗忘,同时伴有日益加重的痴呆和淡漠。

(4)心因性遗忘:指由严重而强烈的心理创伤性情感体验引起的遗忘,常与病人受到批评、犯了严重错误有关。

4. 错构 是记忆的错误。对过去经历过的事件出现错误回忆,并坚信不疑。多见于老年性、动脉硬化性、脑外伤性痴呆和酒精中毒性精神障碍。

5. 虚构 是指由于遗忘,病人以想象的、未曾亲身经历过的事件来填补自身经历的记忆缺损。多见于各种原因引起的痴呆。

当虚构与近事遗忘、定向障碍同时出现时被称作柯萨可夫综合征,又称遗忘综合征。多见于慢性酒精中毒性精神障碍、颅脑外伤后所致精神障碍及其他脑器质性精神障碍。

(四) 思维障碍

思维障碍是精神障碍病人的常见症状,临床表现多种多样,主要可分为思维形式障碍和思维内容障碍两大类。

1. 思维形式障碍 分为思维联想障碍和思维逻辑障碍。

(1)思维奔逸:又称观念飘忽,指联想速度较快、数量增多、内容丰富。表现健谈,说话滔滔不绝、出口成章,但信口开河,自诉脑子特别灵活,好像加了"润滑油",思维敏捷,话题一个接一个,说话的主题随环境而改变(又称随境转移);也可有音韵联想或字意联想。常见于躁狂发作。

 临床应用

案例 1

小陈,女,23 岁,工人,诊断为躁狂症。

病人一进入诊室即喜形于色地向医生自我介绍,医生问:看样子你很高兴,病人马上接着说并挥动手臂:我当然高兴,因为我脑子非常好使,有使不完的劲,为了表示我对你们的感谢,我送给你们一首诗:白衣战士为人民,人民当家做主人,救人治病是楷模,个个都是好医生。接着用歌唱出上述内容,唱完一曲又一曲。这时一位胖胖的老医生走进来,病人马上停止唱歌,转向老医生:医生,我一看就知道您有福星高照,可长命百岁……

(2)思维迟缓:又称联想抑制,指联想速度的减慢、联想数量的减少和联想困难。病人表现为言语缓慢、言语减少,声音低,反应迟缓;病人自觉脑子变笨了,反应慢,思考问题很困难。多见于抑郁发作。

(3)思维贫乏:指联想数量减少,概念与词汇贫乏。病人体验到脑子空无一物,表现为沉默寡语,谈话言语空洞单调或词穷句短,回答简单,严重病人也可能什么问题都回答不知道。多见于精神分裂症、脑器质性精神障碍及精神发育迟滞。

(4)思维散漫:指思维的目的性、连贯性和逻辑性障碍。病人思维活动表现为联想贫乏,内容散漫,缺乏主题;说话东拉西扯,以致别人不清楚他要表述的思想;对话回答不切题,别人感到交谈困难,严重时发展为思维破裂。多见于精神分裂症。

(5)思维破裂:指概念之间联想的断裂,建立联想的各种概念内容之间缺乏内在逻辑。表现为病人的言语或书写内容有结构完整的句子,但各句含意互不相关,变成语句堆积,整段内容令人不能理解。严重时,言语支离破碎,个别词句之间也缺乏联系,成了语词杂拌。多见于精神分裂症。

(6)病理性赘述:思维活动停滞不前、迂回曲折,联想呈流水账式,做过分详尽的累赘描述,表述不能简明扼要,一定要按自己的方式讲完。多见于癫痫、脑器质性及老年性精神障碍。

(7)思维中断:又称思维阻滞,病人既无意识障碍,又无外界干扰等原因,思维过程突然出现中断。表现为病人说话时突然停顿,片刻之后又重新说话,但所说内容不是原来的话题。如病人有当时的思维被某种外力"抽走"的感觉,则称作思维被夺。以上症状均为诊断精神分裂症的重要症状。

(8)思维插入和强制性思维:思维插入指病人感到有某种思想不是属于自己的,不受他的意志所控制,是别人强行塞入其脑中的。如病人体验到强制性地涌现大量无现实意义的联想,称为强制性思维。这两种症状往往突然出现,迅速消失,对诊断精神分裂症有重要意义。

(9)思维化声:病人思考时体验到自己的思想同时变成了言语声,而且自己和他人均能听到。多见于精神分裂症。

(10)思维扩散和思维被广播:病人体验到自己的思想一出现,即尽人皆知,感到自己的思想与人共享,毫无隐私,为思维扩散。如果病人认为自己的思想是通过广播而扩散出去,为思维被广播。上述症状为诊断精神分裂症的重要症状。

(11)病理性象征性思维:以无关的具体概念代替某一抽象概念,不经病人解释,旁人无法理解。多见于精神分裂症。

(12)语词新作:指概念的融合、浓缩以及无关概念的拼凑。病人自创一些新的符号、图形、文字或语言并赋予特殊的概念。多见于青春型精神分裂症。

(13)逻辑倒错性思维:主要特点为推理缺乏逻辑性,既无前提也无根据,或因果倒置,推理离奇古怪,不可理解。多见于精神分裂症和偏执狂等。

(14)强迫性思维:指在病人脑中反复出现的某一概念或相同内容的思维,明知没有必要,但又无法摆脱。多见于强迫症和精神分裂症。

2. 思维内容障碍 妄想是思维内容障碍中最常见的症状。妄想(delusion)是指在意识清醒的状态下,在病态推理和判断的基础上产生的歪曲的信念。主要特征有:①信念的内容与事实不符,没有客观现实基础,但病人坚信不移;②妄想内容均涉及病人本人,总是与个人利害有关;③病人意识清醒。临床上通常按妄想的内容分类如下:

(1)被害妄想:是最常见的一种妄想。病人坚信自己被跟踪、被监视、被诽谤、被隔离等。病人受妄想的支配可拒食、控告、逃跑或采取自卫、自伤、伤人等行为。多见于精神分裂症和偏执型精神病。

(2)关系妄想:病人将环境中与他无关的事物都认为与他有关。如认为周围人的聊天是在议论他,人们的一举一动都与他有一定关系,常与被害妄想伴随出现。多见于精神分裂症。

 临床应用

案例2

小李,男,29岁,诊断为精神分裂症。

病人于2年前开始觉得脑子不好,不能集中注意力,并常失眠。病人认为这是别人"暗害"自己的结果。看到妻子或别人搬动花盆、家具和看表等动作,他都认为是故意在刺激他,使他脑子有反应,而不能够集中注意力。吃饭时发现筷子上有黑点就认为有人下过毒药,并且还认为有人在饭里和汤里放了"原子粉"。病人虽然从未见过"原子粉",但每次吃饭后感到胃里难受,头皮发麻发凉,总认为是"原子粉"的作用。病人还认为他上颌牙齿发白而下颌牙齿发黑也是"原子粉"的作用,因而2年来一直未敢刷牙。

(3) 物理影响妄想:病人觉得自己的思想、情感和意志行为都受到外界某种物理力量的控制。如受到电波、超声波或特殊的先进仪器控制而不能自主。此症状是精神分裂症的特征性症状之一。

(4) 夸大妄想:病人认为自己有天才的心智,至高无上的权利和地位,无数的财富和发明创造或是神仙的化身。多见于躁狂发作、精神分裂症和某些器质性精神障碍。

(5) 罪恶妄想:又称自罪妄想,病人毫无根据地坚信自己犯了严重错误、不可宽恕的罪恶,应受严厉的惩罚,认为自己罪大恶极、死有余辜,以致坐以待毙或拒食、自杀;或要求劳动改造以赎罪。主要见于严重的抑郁发作,也可见于精神分裂症。

(6) 疑病妄想:病人毫无根据地坚信自己患了某种严重躯体疾病或不治之症,因而到处求医,即使通过一系列详细检查和多次反复的医学验证都不能纠正。多见于精神分裂症,更年期及老年期精神障碍。

(7) 钟情妄想:病人坚信自己被异性钟情。多见于精神分裂症。

(8) 嫉妒妄想:病人无中生有地坚信配偶对自己不忠。可见于精神分裂症、更年期精神障碍。

(9) 被洞悉感:病人认为其内心所想的事,未经语言文字表达就被别人知道了,但是通过什么方式被人知道则不一定能描述清楚。该症状对诊断精神分裂症具有重要意义。

 知识窗

妄想与以下几种心理活动的鉴别

1. 正常人的成见和偏见是由于人们的思想方法不正确或认识水平的限制造成的。

2. 迷信观念是与当时当地的社会文化背景相联系的。

3. 幻想是对从来未接触过的景象和事物的想象,是一种有意识的创造,其内容可能离奇,但人们能够与现实区分,并不坚信不移。

(五) 智能障碍

1. 精神发育迟滞 是指先天或在个体生长发育成熟以前,由于各种致病因素影响,使大脑的发育不良或受阻,智能发育停留在一定的阶段。随着年龄增长其智能明显低于正常的同龄人;由于智力发育受阻,往往还伴有社会功能障碍。

2. 痴呆 是一种综合征,指大脑发育已基本成熟,智能发育达到正常水平之后,由于各种有害因素引起大脑器质性损害或大脑功能抑制,导致智能、记忆和个性的全面受损,但没有意识障碍。临床主要表现为创造性思维受损,抽象、理解、判断推理能力下降,记忆力、计算力下降;后天获得的知识、技能丧失,工作和学习能力下降或丧失;甚至生活不能自理,并伴有情感、行为等精神症状,如情感淡漠、行为幼稚及本能冲动亢进等。根据大脑病理变化的性质和所涉及的范围大小不同,可分类如下:

(1)全面性痴呆:大脑的病变主要表现为弥漫性器质性损害。智能活动的各个方面均受到损害,从而影响病人的全部精神活动,常出现个性的改变,定向力障碍及自知力缺乏。可见于阿尔茨海默病和麻痹性痴呆等。

(2)部分性痴呆:大脑的病变只侵犯脑的局部。可见于脑外伤后以及血管性痴呆的早期。当痴呆严重时,临床上很难区分是全面性或部分性痴呆。

(3)假性痴呆:在强烈的精神创伤后可产生一种类似痴呆的表现,而大脑组织结构无任何器质性损害,称为假性痴呆,预后较好,可见于癔症及反应性精神疾病。主要有两种类型:即心因性假性痴呆又称刚塞综合征和童样痴呆。

(六)情感障碍

1. 情感性质的改变 多为持续较长时间的心境障碍。情感性质的改变可表现为突然出现躁狂、抑郁、焦虑和恐惧等情感。正常人在一定的处境下也可表现上述情感反应,因此,只有当此种反应不能依其处境及心理来解释时,方可作为精神症状。

(1)情感高涨:情感活动明显增强,表现为不同程度的病态喜悦,自我感觉良好,有与环境不相符的过分的愉快、欢乐,但不稳定,多见于躁狂症、脑器质性疾病或醉酒状态。

(2)情感低落:病人表情忧愁、觉得前途黯淡,严重时悲观绝望而出现自杀观念及行为。常伴有思维迟缓、动作减少及某些生理功能的抑制,如食欲不振、闭经等。情感低落是抑郁发作的主要症状。

(3)焦虑:是指在缺乏相应的客观因素情况下,病人表现为顾虑重重、紧张恐惧,伴有心悸、出汗、手抖等自主神经功能紊乱症状。多见于焦虑症、恐怖症及更年期精神障碍。

(4)恐惧:是指面临不利的或危险的处境时出现的情绪反应。表现为紧张、害怕,伴明显的自主神经功能紊乱症状。可见于儿童情绪障碍及其他精神障碍。

2. 情感波动性的改变 是指情绪反应阈值发生了变化。

(1)情感不稳:表现为情感反应极易变化,从一个极端波动至另一极端,显得喜怒无常,变幻莫测。与外界环境有关的轻度情感不稳可能是一种个性的表现;与外界环境无直接关系的情感不稳则是精神疾病的表现,常见于脑器质性精神障碍。

(2)情感淡漠:指对外界刺激缺乏相应的情感反应,即使与自身有密切利害关系的事情也如此。病人对周围发生的事物漠不关心,表情呆板,内心体验贫乏。可见于单纯型及慢性精神分裂症。

(3)易激惹:表现为极易因小事而引起较强烈的情感反应,持续时间一般较短暂。多见于躁狂发作,也可见于抑郁发作、焦虑症、精神分裂症。

3. 情感协调性的改变

(1)情感倒错:指情感表现与其内心体验或处境不协调。如病人听到令人高兴的事时,反而表现伤感;或在描述他自己遭受迫害时,却表现为愉快的表情。多见于精神分裂症。

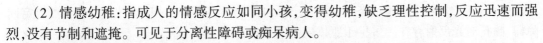

（2）情感幼稚：指成人的情感反应如同小孩，变得幼稚，缺乏理性控制，反应迅速而强烈，没有节制和遮掩。可见于分离性障碍或痴呆病人。

（七）意志障碍

1. 意志增强　指意志活动的增多。在病态情感或妄想的支配下，病人可以持续坚持某些行为，表现为极大的顽固性。多见于躁狂发作、偏执性精神障碍等。

2. 意志减弱　指意志活动的减少。病人表现出动机不足，常与情感淡漠或情感低落有关，缺乏主动性及进取心，对周围一切事物毫无兴趣以致意志消沉，不愿活动，严重时日常生活都难于自理。多见于抑郁发作和慢性精神分裂症。

3. 意志缺乏　表现为对任何活动都缺乏动机、目标，生活处于被动状态，处处需要别人督促和管理。严重时连本能的欲望也没有，行为孤僻、退缩，且常伴有情感淡漠和思维贫乏。多见于精神分裂症晚期及痴呆。

4. 意向倒错　指意向活动与一般常人相违背或为常人所不允许，以致某些活动或行为使人感到难以理解。多见于精神分裂症青春型和偏执型。

5. 犹豫不决与矛盾意向　前者表现为遇事缺乏果断，常常反复考虑，不知如何是好，对于可选择的事，更是优柔寡断，不能做出抉择；矛盾意向表现为对同一事物，同时出现两种完全相反的意向和情感。多见于精神分裂症。

（八）动作与行为障碍

动作与行为障碍又称为精神运动性障碍。精神病人由于病态思维及情感的异常，常可导致动作及行为的障碍。如精神运动性兴奋和精神运动性抑制。

1. 精神运动性兴奋　指动作和行为的增加。可分为协调性精神运动性兴奋和不协调性精神运动性兴奋两类。多见于躁狂发作、精神分裂症及谵妄。

2. 精神运动性抑制　指行为动作和言语活动的减少，多见于精神分裂症和癔症等。

（1）木僵（stupor）：在意识清晰的情况下，动作行为和言语活动的完全抑制或减少，并经常保持一种固定姿势。轻度木僵表现为问之不答、唤之不动、表情呆滞，但在无人时能自动进食，能自动大小便。严重的木僵，病人不言、不动、不食、表情凝固，大小便潴留，身体保持一定的姿态僵住不动，可形成"蜡样屈曲"、"空气枕"，对各种刺激均无反应。见于精神分裂症紧张型、严重的抑郁症、反应性精神障碍和脑器质性精神障碍。

（2）蜡样屈曲：是在木僵的基础上出现的，病人肢体任人摆布，即使是不舒服的姿势，也能较长时间似蜡塑一样维持不动。

（3）缄默症：病人缄默不语，也不回答问题。见于分离性障碍及精神分裂症紧张型。

（4）违拗症：病人对于要求他做的动作，不但不执行，反而表现抗拒及相反的行为。多见于精神分裂症紧张型。

3. 其他动作与行为障碍　包括刻板动作、模仿动作、作态及强迫性动作等，多见于精神分裂症和强迫症。

（九）意识障碍

意识障碍可表现为意识清晰度的降低，意识范围缩小及意识内容的变化。

1. 嗜睡　意识清晰度水平降低较轻微。病人在安静环境下经常处于睡眠状态，但接受刺激后可以立即醒来，并能进行正常的简单交谈，刺激一旦消失病人又会入睡。见于功能性及脑器质性疾病。

2. 意识模糊　意识清晰度轻度受损，病人对外界刺激的阈值明显提高，需用强烈刺激才能引起反应,多处于半睡状态。注意、记忆、理解均存在困难,对时间、地点、人物可有定向障碍,瞳孔对光反射存在。多见于躯体疾病所致精神障碍。

3. 昏睡 意识清晰度水平较前更低,环境意识及自我意识均丧失,言语消失。病人对一般刺激没有反应,只有强痛刺激才引起防御性反射。此时角膜、睫毛等反射减弱,对光反射、吞咽反射仍存在,深反射亢进,病理反射阳性,可出现不自主运动及震颤。

4. 昏迷 意识完全丧失,以痛觉反应和随意运动消失为特征。对任何刺激均没有反应,吞咽、防御甚至对光反射均消失,可引出病理反射。多见于严重的脑部疾病及躯体疾病的垂危期。

5. 谵妄状态(delirium) 在意识清晰度降低的同时,出现意识内容的障碍。病人可表现出大量的错觉、幻觉,以幻视多见。谵妄状态往往昼轻夜重,波动出现,持续数小时至数日,意识恢复后可有部分遗忘或全部遗忘。以躯体疾病所致精神障碍及中毒所致精神障碍较多见。

6. 朦胧状态 指在意识清晰度降低的情况下,同时伴有意识范围缩窄。病人在狭窄的意识范围内,可有相对正常的感知觉,以及协调连贯的复杂行为。表现为联想困难,表情呆板或迷茫,也可表现为焦虑或欣快的情绪。多见于癫痫所致精神障碍、癔症、脑外伤、脑缺氧。

(十)现实解体、现实疏隔感

感到周围的环境变得陌生、疏远了、没有生气了、不真切了。朋友和亲人都变得冷淡了,家也变样了,好似一切都在梦中。

(十一)个性解体

病人感到自己只是一具空壳,不真实、不存在了;自己已被人操控或是自动化的机体,同时伴有现实解体的症状。多见于正常人的疲劳状态、神经症及精神分裂症等。

(十二)自知力障碍

自知力(insight)又称领悟力或内省力,是指病人对自己精神疾病的认识和判断能力。它包括三个方面:①对疾病的认识,即承认有病;②对症状的认识,即对病变的行为表现以及各种不正常体验能正确分辨和描述,认识到它们是疾病的表现;③对治疗的认识,即存在治疗依从性,有主动接受治疗的愿望或者服从治疗。临床上将有无自知力及自知力恢复的程度作为判断病情轻重和疾病好转程度的重要指标。自知力完整是精神疾病病情痊愈的重要指标之一。自知力缺乏是精神疾病特有的表现。

临床上自知力障碍多见于精神分裂症、双相情感障碍病人,他们不认为自己有病,更不承认自己有不正常的行为,因而拒绝治疗;而焦虑症病人基本保持自知力完整,能主动就医诉说病情及社会功能相对保持完好,相反,焦虑症病人经常表现为四处求医。

第二节 精神障碍的诊断与分类

一、精神障碍的诊断原则

(一)精神障碍"对比分析"的诊断原则

为了判定某一种精神活动是属于病态或正常,一般应从三个方面进行对比分析。

1. 纵向比较 即与病人过去一贯的精神表现相比较,精神状态的改变是否明显。

2. 横向比较 即与大多数正常人的精神状态相比较,差别是否明显,持续时间是否超出了一般限度。

3. 客观评价 应注意结合当事人的心理背景和当时的处境进行具体分析和判断。

（二）精神障碍"等级诊断"的原则

精神障碍的诊断应遵循"等级诊断"的原则，应先重后轻。首先考虑排除器质性精神障碍、躯体疾病所致精神障碍、精神活性物质所致精神障碍；然后考虑功能性精神障碍，其中首先考虑排除精神病性障碍如精神分裂症、心境障碍等；再考虑非精神病性障碍，如心因性精神障碍、神经症、生理心理障碍和个性障碍；最后考虑精神发育迟滞。

二、精神障碍的诊断分类

由于对大多数精神疾病的病因与发病机制尚不明了，所以当今精神疾病的分类与诊断方法，基本上停留在症状学的水平，而不能按病因和病理学特征进行分类。各种诊断标准主要依靠精神症状间的组合，病程的演变，病情的严重程度等特点来制定。国际上常用的精神障碍分类与诊断标准是由世界卫生组织（WHO）组织编写的《国际疾病分类》第 10 版（ICD-10）。我国 2001 年完成制定了《中国精神障碍分类与诊断标准》第 3 版（CCMD-3）。

（一）国际疾病分类（ICD-10）

F00~F09 器质性精神障碍

F10~F19 使用精神活性物质所致精神及行为障碍

F20~F29 精神分裂症、分裂型及妄想性障碍

F30~F39 心境（情感性）障碍

F40~F49 神经性、应激性及躯体形式障碍

F50~F59 伴有生理障碍及躯体因素的行为综合征

F60~F69 成人的个性与行为障碍

F70~F79 精神发育迟缓

F80~F89 心理发育障碍

F90~F98 通常发生于儿童及少年期的行为及精神障碍

F99 待分类的精神障碍

（二）中国精神障碍分类与诊断标准

CCMD-3 将精神障碍分为 10 大类。

0 器质性精神障碍

1 精神活性物质或非成瘾物质所致精神障碍

2 精神分裂症（分裂症）和其他精神性障碍

3 心境障碍（情感性精神障碍）

4 癔症、应激相关障碍、神经症

5 心理因素相关生理障碍

6 个性障碍、习惯和冲动控制障碍、性心理障碍

7 精神发育迟滞与童年和少年期心理发育障碍

8 童年和少年期的多动障碍、品行障碍、情绪障碍

9 其他精神障碍和心理卫生情况

（三）CCMD-3 的特点

1. 主要以前瞻性现场测试结果为依据，同时参考以前的 CCMD 版本和 ICD-10 等。例如，

通过对51例同性恋的现场测试和至少1年的随访观察,同性恋者在个体成长过程中,均存在不和谐同性恋阶段,部分同性恋者需要医学帮助。ICD-10将非和谐性同性恋归属性指向障碍,CCMD-3也做了相似处理。

2. 分类进一步向ICD-10靠拢。

3. 保留某些精神障碍或亚型,如神经症、反复发作躁狂症、同性恋等。

4. 保持中国特色,符合中国国情。根据我国的社会文化特点和传统习俗,某些精神障碍暂不纳入CCMD-3。

5. CCMD-3内容简单明了,便于操作,文字表达简练,写作格式规范,条目分明,增强了可操作性。

（杨　颖）

 自测题

1. 感知的定义为
   A. 缺乏相应的客观刺激时的感知体验
   B. 客观刺激作用于感觉器官被意识到的过程
   C. 对客观事物的错误感受
   D. 客观刺激作用于人脑的过程
   E. 环境变化作用于人脑的过程

2. 关于幻觉的定义为
   A. 对客观事物的错误感受
   B. 对客观事物的胡思乱想
   C. 缺乏相应客观刺激时的知觉体验
   D. 客观刺激作用于感觉器官的感知体验
   E. 有客观刺激时的知觉体验

3. 听幻觉最常见于
   A. 躁狂症　　　　　　　　B. 抑郁症　　　　　　　　C. 精神分裂症
   D. 癔症　　　　　　　　　E. 强迫症

4. **不属于**思维形式障碍的是
   A. 思维迟缓　　　　　　　B. 思维散漫　　　　　　　C. 病理性赘述
   D. 牵连观念　　　　　　　E. 思维贫乏

5. 关于思维迟缓,较正确的说法是
   A. 是强迫症的典型症状　　　　　　B. 是精神分裂症的典型症状
   C. 是抑郁症的典型症状　　　　　　D. 是癔症的典型症状
   E. 是焦虑症的典型症状

6. 谵妄属于障碍中的
   A. 情感障碍　　　　　　　B. 思维障碍　　　　　　　C. 意识障碍
   D. 记忆障碍　　　　　　　E. 感知觉障碍

7. 意识障碍的重要标志之一是
   A. 定向力障碍　　　　　　B. 情感淡漠　　　　　　　C. 注意力集中困难

D. 记忆力障碍　　　　　　　E. 感觉过敏

8. 木僵**不见于**的疾病是

A. 精神分裂症　　　　　　B. 焦虑症　　　　　　　C. 抑郁症

D. 脑器质性精神障碍　　　E. 癔症

9. 痴呆是指

A. 较严重的、持续的个性障碍　　　B. 较严重的、持续的认知障碍

C. 严重的、间断性的智能障碍　　　D. 严重的、间断性的认知障碍

E. 较严重的、持续的记忆障碍

10. 每一种精神症状均有明确定义,以下特点中**错误**的是

A. 精神症状的出现不受病人意识的控制

B. 症状一旦出现,可以通过转移令其消失

C. 症状会给病人带来痛苦体验

D. 症状的内容与周围客观环境不相称

E. 症状会给病人带来不同程度的社会功能损害

11. 某病人出现记忆的错误,表现为对过去曾经经历过的事件,在发生的情节、地点、特别是在时间上出现错误的回忆,并坚信不移。该病人的症状为

A. 虚构　　B. 遗忘　　C. 记忆减退　　D. 错构　　E. 记忆增强

12. 病人表现为对外界的刺激缺乏相应的情感反应,即使对自身有密切利害关系的事情也如此。该病人的症状为

A. 情感不稳　　B. 情感淡漠　　C. 易激惹性　　D. 情感倒错　　E. 情感幼稚

13. 病人尝到食物中并不存在的某种特殊的或奇怪的味道见于

A. 幻听　　B. 幻嗅　　C. 幻味　　D. 幻视　　E. 幻触

14. 病人在输液时指着输液管说是一条蛇,此病人的症状应判断为

A. 错觉　　B. 幻觉　　C. 思维奔逸　　D. 感觉障碍　　E. 妄想

15. 病人自述看到妖魔鬼怪,夜间难以入睡,该病人症状是

A. 错觉　　　　　　　B. 视物变形症　　　　　　C. 幻视

D. 感觉障碍　　　　　E. 非真实感

16. 病人最近一月来表情忧愁、唉声叹气、心境苦闷,觉得自己前途黯淡,上周悲观绝望而出现自杀观念及行为。该病人症状为

A. 情感低落　　B. 情感淡漠　　C. 情感不稳　　D. 情感幼稚　　E. 意志缺乏

17. 患者,女,20岁,患者半年来不愿与人接触,问其原因说"走在路上,有人总是看我的手表,指责我虚度年华",该患者的妄想类型是

A. 被害妄想　　B. 关系妄想　　C. 夸大妄想　　D. 钟情妄想　　E. 罪恶妄想

18. 患者近日思维内容丰富,经常问"先有鸡还是先有蛋"、"人为什么会长大"等问题,此患者症状为

A. 强迫性怀疑　　　　　B. 强迫性回忆　　　　　C. 强迫性穷思竭虑

D. 强迫性对立思维　　　E. 强迫意向

19. 患者,女,34岁,未婚。每晚都关注电视台一著名男主持人,并告诉家人,此男主持人每晚主持节目时都对其含情脉脉,其错误想法虽经很多人纠正,但她仍深信不疑。此患者表现为

A. 被害妄想　　B. 关系妄想　　C. 夸大妄想　　D. 钟情妄想　　E. 嫉妒妄想

20. 以下对于自知力的正确理解是

A. 是指病人对于自己精神疾病的认识和判断能力

B. 自知力缺乏是所有精神疾病常有的表现

C. 自知力就是有病感

D. 只要病人服从治疗就表明有完整的自知力

E. 临床上将自知力恢复作为疾病好转的唯一指标

第七章　精神疾病的治疗与护理

学习目标

1. 具有良好的护士职业素质,尊重、关爱病人。
2. 掌握精神科基础护理、整体护理和精神疾病药物治疗的护理。
3. 熟悉精神科危机干预技术、心理治疗过程、工娱治疗和康复治疗的护理。
4. 了解电休克治疗与护理。
5. 学会运用护理程序进行精神科危机干预技术。

第一节　精神科护理技术

精神疾病病人常不能正确地反映客观现实,其行为不能为常人所理解,因此,加强对精神疾病病人的观察与记录、准确应对病人的危机事件、进行针对性康复训练是精神科护士应具备的护理技术。

工作情景与任务

导入情景:

小王,女,17岁,学生,5个月来,每天与父母争吵数遍,并嚷着要父母为其开演讲会,见人便要求听她演讲,如拒绝则与其发生争执,甚至动手打人,父母劝说无效。故到专科医院进行治疗,可小王始终不认为自己有病,说是父母想控制她、害她。

工作任务:

1. 请指出小王存在的问题。
2. 针对小王的问题,请制订合理的护理计划。

一、精神科基础护理

(一) 精神科护理的基本内容

1. 密切观察病情变化

(1) 观察内容:病人的一般情况、精神症状、心理活动、躯体情况、治疗情况等。重点观察病人有无伤人毁物、自杀、自伤、出走等行为。

（2）观察方法

1）直接观察：观察病人日常的言行举止、表情、情绪等变化，分析并评判可能发生的问题，预防意外事件的发生。

2）间接观察：通过日记、通信及旁人对病人的叙述间接了解病人。

2. 精神病人的一般护理

（1）基础护理：病人由于受精神症状影响，生活懒散或丧失自理能力，导致卫生、饮食、睡眠、排泄异常，容易感染和并发各种疾病。护士除进行相关知识的教育外，应制定有关制度，促进病人养成良好的卫生习惯。

（2）饮食护理：抗精神病药物有损伤锥体外系的副作用，抑制吞咽功能，易造成进食困难；有妄想、幻觉的病人会认为食物有毒，拒绝进食。因此，护士应根据病人病情选择食物及进食方式，保证病人的营养供给。同时，要预防病人利用餐具自伤或伤人。

（3）睡眠护理：创造良好的睡眠环境，避免睡眠时间倒置，睡前避免饮用具有兴奋作用的饮料和谈论刺激性内容的话题，密切观察病人睡眠的状态。

（4）安全护理：病人由于行为异常，尤其是症状活跃期的病人，危险性行为发生率增高，如自伤、自杀、暴力、出走等行为。因此，安全护理是精神科护理的重要工作。

（5）保证医嘱的执行：由于部分病人缺乏自知力，不认为自己有病，无求治的愿望，甚至拒绝治疗，所以，保证医嘱的执行是护理工作的重要内容。

（二）精神科护理的基本技术

1. 做好护理记录

（1）护理记录是用简要的文字反映病人病情状况并提出护理重点，为护理程序的制定提供依据。

（2）记录的内容包括：病人的一般情况、精神症状、诊断、治疗及护理依从性等。

2. 掌握沟通技巧　尊重病人，善用开放式的谈话方式、倾听及非言语性沟通等技巧，建立良好的护患关系。

二、精神科整体护理

（一）精神科整体护理的概念

精神科整体护理是以病人为中心，以现代护理观为指导，以护理程序为框架，应用到具体工作和管理的各个环节的护理模式。

（二）精神科护理程序

1. 护理评估　包括病人的一般资料、躯体情况、精神状态、社会功能、治疗效果及不良反应。

2. 护理诊断　根据病人的症状、体征、辅助检查、病史等做出护理诊断；按先重后轻、先急后缓的原则，依次排列。

3. 护理目标　根据护理诊断所列出的问题优先解决危及病人生命或安全的护理问题，如自杀、伤人、毁物、药物副作用、拒食等。

4. 护理措施　指护士应用各种方法和技巧，将制订的护理目标付诸实践的过程。

5. 护理评价　不同的病人或同一个病人在不同的时期护理问题都可能不同，护士要根据病人的病情变化，进行连续性评估。

三、精神科危机干预技术

(一)自杀的防范与护理

1. **概述** 自杀是指有意识地伤害自己的身体,达到结束生命的目的,是病人在生物、心理、社会不正常状态下出现的行为。

2. **防范与护理**

(1)护理评估

1)自杀的原因:精神疾病是自杀最常见的原因之一。具体为:①精神疾病:自杀率较高的精神疾病有:抑郁症、精神分裂症等;②心理因素:心理脆弱是导致自杀的主要心理因素;③其他:如家族成员的自杀史,可能与家庭成员之间认同和模仿等有关。

2)自杀征兆的评估:有自杀倾向的病人一般会有自杀征兆。自杀征兆的评估包括①既往史:有自杀史、家族史等;②情绪评估:失眠、情绪低落、无助、绝望、易激惹,情绪不稳定等;③意识状态评估:谵妄时出现的错觉、幻觉等;④行为评估:谈论与死亡、自杀有关的问题,并处理后事;将自己与他人隔离,收集、储藏与自杀有关的物品,如绳子、刀具、药品等。

 知识窗

世界预防自杀日

2003 年,世界卫生组织把 9 月 10 日定为"世界预防自杀日",为了让公众对自杀引起关注,世界卫生组织和国际自杀预防协会呼吁各国政府、预防自杀协会和机构、当地社区、医务工作者以及志愿者们,加入到各项地方性行动中,共同提高公众对自杀问题重要性以及降低自杀率的意识。首个"世界预防自杀日"的口号为"自杀一个都太多"。

(2)护理诊断

1)有暴力行为的危险(针对自己) 与绝望情绪、幻听等有关。

2)无效应对 与社会支持不足、缺乏处理问题的策略和技巧等有关。

(3)护理目标

1)短期目标:病人无自我伤害行为,能够认识和表达自己痛苦的内心体验。

2)长期目标:病人无自杀意念,有积极的自我认知,对将来产生希望,掌握了一定的应对技巧和途径。

(4)护理措施

1)自杀的预防:①医护人员加强合作,对于任何自杀的征兆,都要互通信息,共同努力,加强防范;②安全的环境可以防范自杀,查寻并严格管理危险品,包括锐器、绳子等,管理好电源开关;③建立良好的护患关系,通过倾听了解病人的感受,与病人分析自杀意念的原因,寻找应对方法;④密切观察病情,将自杀危险性高的病人安置在安全的环境中持续观察或间隔观察(至少 15 分钟一次),避免发生自杀行为;⑤对有自杀意图的病人制定约束条约。通过口头或书面的形式,要病人同意在一定的时间内不会采取自杀行动,如有自杀冲动时要与医护人员联系;⑥帮助病人参加有意义的活动;⑦帮助病人重建社会支持系统。

2)常见自杀的救护

服毒:①评估病人的意识状态、瞳孔、肤色、分泌物等;②判断所服毒物的性质、种类;

③催吐,对清醒的病人刺激咽喉部使其呕吐,必要时口服催吐药物;④洗胃,根据毒物选择洗胃液。毒物不明者首选清水,洗胃要彻底;⑤导泻,洗胃后要用硫酸镁溶液导泻;⑥毒物种类不明时,采集胃内容物进行检验;⑦对意识不清或休克的病人,配合医生进行急救。

自缢:①立即将病人向上托起,使绳索放松,解脱自缢绳套时,抱紧病人以免摔伤;②将病人就地放平,解开衣领和腰带,保持呼吸道通畅,对于心跳呼吸停止的病人,立即进行心肺复苏术;③吸氧,酌情应用中枢兴奋剂;④纠正酸中毒及对症处理;⑤病人清醒后要给予心理疏导,稳定情绪,并严密观察,防止再次自杀。

（5）护理评价

1）病人有无自我伤害行为,是否能够认识和表达自己的内心体验。

2）病人是否还有自杀意念,有无积极的自我认知及应对技巧。

（二）暴力行为的防范与护理

1. 概念 暴力行为是由于愤怒、敌意、憎恨、不满等情绪对他人、自身或其他目标所采取的破坏性攻击行为,可造成严重伤害或危及生命。精神疾病病人是发生暴力行为的主要危险人群,多见于精神分裂症、个性障碍、心境障碍、器质性精神障碍等。

暴力犯罪者的性格特征

心理学家认为一些特殊的性格特征与暴力行为有关。索汉姆等应用卡特尔个性问卷调查,发现暴力犯罪者具有下列性格特征:①多疑、固执、缺少同情心与社会责任感;②情绪不稳定,易紧张,喜欢寻找刺激,易产生挫折感;③缺乏自信与自尊,应对现实及人际交往能力差。具有反社会性人格和边缘性人格障碍病人其行为的应对方式之一就是采用暴力行为来应对挫折和危机。因此,在现实生活中,这些人的暴力行为发生率非常高。

2. 防范与护理

（1）护理评估

1）原因评估:①精神疾病:以精神分裂症、心境障碍等最常见;②心理因素:个体如在早期成长过程中处于暴力环境,容易采取暴力应对方式;③生物因素:智力低下、内分泌失调、脑器质性疾病等,可产生暴力倾向;④社会因素:社会、环境和文化的影响也是导致暴力行为的因素。

2）征兆评估:①行为评估:早期兴奋行为包括不能静坐、来回走动、击打物体、握拳、下颌或面部肌肉紧张;威胁性的语言或提出无理要求,说话声音较大并具有命令性;②情感评估:随着暴力倾向的增加,病人情绪逐步升级,如不愉快、激动、愤怒等,一旦失控将产生不良后果;③意识状态评估:意识状态的改变也提示暴力行为可能发生,如思维混乱、精神状态突然改变、定向力缺乏等。

（2）护理诊断

有暴力行为的危险（针对他人） 与幻觉、妄想、焦虑、器质性损伤等因素有关。

（3）护理目标

1）短期目标:病人没有发生暴力行为,能明确自己激动、愤怒的原因,能控制自己的行为或寻求帮助。

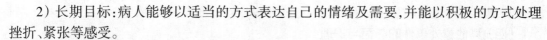

2）长期目标:病人能够以适当的方式表达自己的情绪及需要,并能以积极的方式处理挫折、紧张等感受。

（4）护理措施

1）暴力行为的预防:①环境管理:保持环境的安静、整洁、舒适,避免嘈杂、拥挤、炎热,使病人感到舒服安静,并管理好危险品;②良好沟通:与病人进行有效的沟通交流以化解危机,降低暴力行为的发生率;③病人教育:教会病人人际沟通的方法和表达情绪的方式,尤其是不满和愤怒情绪的处理;④使用药物:必要时使用药物预防冲动和暴力行为。

2）暴力行为发生时的处理:①控制局面:暴力行为发生时,应寻求帮助,尽快控制局面,疏散其他病人,确保其他病人和病房的安全。与病人交流时护士必须用坚定、平和的语音、语调交流,不将焦急的情绪传递给病人;②解除危险品:病人持有危险品时,一定要尽快地解除;③约束与隔离:遵医嘱采用约束和隔离的方法。

（5）护理评价

1）病人在住院期间是否有暴力行为发生;病人能否确认造成自己激动、愤怒的因素,并能控制自己的行为或寻求帮助。

2）病人是否能以适当的方式表达自己的情绪及需要;病人能否以积极的方式处理挫折、紧张等感受。

（三）病人出走的防范与护理

1. 概念　病人出走是指病人在住院期间,没有得到医生的同意而私自离开医院的行为。

2. 防范与护理

（1）护理评估

1）原因评估:①心理社会因素,如生活受到限制、思念家人或对治疗环境的恐惧等;②精神疾病因素,如幻觉、妄想或痴呆病人盲目外出等。

2）征兆评估:密切观察病人,及时发现病人出走的征兆,如有出走史者,有幻觉、妄想者,非自愿住院的病人,不适应住院环境者,对住院和治疗恐惧者,强烈思念亲人的病人等。

（2）护理诊断

1）有走失的危险　与幻觉、妄想、思念亲人、意识障碍有关。

2）有受伤的危险　与自我意识下降、意识障碍有关。

（3）护理目标

1）病人不发生出走,能安心住院,人际关系和行为方式改善。

2）病人能有效处理和控制情绪,恰当表达需要及欲望。

（4）护理措施

1）出走的预防:①安全管理,严格执行病房管理制度,保证环境安全。病人外出要有专人陪同,对出走危险性较高的病人要加强巡视与观察,适当限制其活动范围;②丰富住院生活,了解病人的兴趣、爱好,满足其合理的要求,并鼓励病人参加各种娱乐活动,化解不良情绪;③加强沟通,了解和满足病人的心理需求,消除其出走的念头;④关心病人,鼓励家人与同事来医院探视。

2）出走后的处理:发现病人出走后,要沉着、冷静、组织寻找,并通知其他人员和家属,共同努力寻找。找到后要做好病人的医疗和心理安抚工作,制定防范措施,防止再次出走。

（5）护理评价

1）病人是否发生出走,能否适应医院环境、安心住院,人际关系和行为方式是否改善。

2）病人是否能有效地处理和控制自己的情绪,恰当表达需要及欲望。

（四）其他意外事件的防范与护理

1. 吞食异物的防范与护理

吞食异物是指病人吞食食物之外的其他物体,如戒指、刀片、玻璃、体温表、筷子等。

（1）护理评估

1）原因评估:精神疾病病人吞食异物可能是由于思维障碍引起的,也可能是一种自杀的手段。

2）吞食异物的表现:吞食异物的种类不同,表现也不同。对已经吞食异物的病人要立即评估异物种类、数量和时间,判断危险程度。

（2）护理诊断

1）有胃肠出血的危险　与吞食锐器有关。

2）有中毒和梗阻的危险　与吞食纤维织物、塑料有关。

（3）护理目标

1）病人住院期间没有吞食异物。

2）病人能认识到吞食异物的后果,并纠正不良行为。

（4）护理措施

1）吞食异物的预防:对有吞食异物倾向或病史者加强防范,并了解原因、过程及感受;不指责病人,耐心地向病人说明吞食异物的后果。

2）吞食异物后的处理:冷静劝慰病人,鼓励病人说出吞食异物的种类、大小、数量和目前的感受等,对金属物或不明物体立即进行 X 线片检查,尽快给病人食用富含纤维的蔬菜,如韭菜、芹菜等,使粗纤维包裹异物,防止或减少异物对胃肠壁的损伤。同时使病人服用缓泻剂促进异物排出,并检查病人的大便,直至找到全部异物。密切评估病人的生命体征,如有腹痛或内出血征兆立即请外科会诊处理。

（5）护理评价

1）病人住院期间是否发生吞食异物。

2）病人是否认识到吞食异物的危险性而改变行为方式。

2. 噎食的防范与护理

噎食是指食物堵塞咽喉部或卡在食道的第一狭窄部,甚至误入气管,导致窒息。

（1）护理评估

1）原因评估:服用抗精神病药物者发生锥体外系不良反应,抑制吞咽反射所致;患有脑器质性疾病者如帕金森综合征,吞咽反应迟钝,如抢食或进食过急也容易发生噎食;癫痫病人进食时癫痫发作或在意识不清的状态下也会引起噎食。

2）噎食表现:进食时突然发生,轻者呼吸困难,不能发音,呼吸急促;严重者喘鸣,窒息,如抢救不及时或措施不当,死亡率极高。

（2）护理诊断

1）吞咽障碍　与服用抗精神病药物、脑器质性疾病有关。

2）有窒息的危险　与进食阻塞气道有关。

（3）护理目标

1）病人在住院期间不发生噎食。

2）病人知道细嚼慢咽的重要性,有效防止噎食。

（4）护理措施

1）噎食预防：严密观察病人的药物反应，了解其有无吞咽困难。对有吞咽困难的病人要给予软食、半流食。加强饮食期间的护理，避免病人抢食、暴饮暴食，纠正不良的进食习惯。

2）噎食发生后处理：①就地抢救，立即清除口咽部的食物，保持呼吸道通畅。②迅速用手抠出口咽部食团。如病人牙关紧闭或抽搐，可用筷子等工具撬开口腔取出食物，并解开病人领口，尽快使其呼吸道通畅，用海氏急救法抢救。③若使用以上急救法均不能奏效，可采用环甲膜穿刺术，并通知医生进行气管插管。如食物仍滞留在气管内，应请五官科医生会诊。④对心跳呼吸停止者，立即予以心肺复苏术。⑤取出食物后应防止吸入性肺炎。

（5）护理评价

1）病人在住院期间是否能细嚼慢咽进食，有无噎食发生。

2）发生噎食的病人是否得到有效的抢救，有无并发症发生。

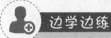

边学边练

实践4　精神科危机干预技术

第二节　精神疾病治疗过程中的护理

药物治疗是精神疾病的主要治疗手段。随着医学的发展，许多非药物疗法，如电休克治疗、心理治疗、工娱治疗、物理治疗、社会干预等治疗也越来越受到重视。

 工作情景与任务

导入情景：

小张，男，20岁。某日，在家吃晚饭，突然眼球上翻，脖子扭向一侧，舌头不能回缩，其父母见状，立刻把小张送往医院。医生在了解小张的服药史后，医嘱肌内注射东莨菪碱，上述症状很快缓解。

工作任务：

1. 请判断小张最有可能服用的药物。

2. 指导小张和其父母在后续治疗中的药物自我管理要点。

一、精神药物治疗与护理

（一）常用抗精神障碍药物

1. 抗精神病药　抗精神病药（antipsychotics）亦称神经阻滞剂，主要用于治疗精神分裂症及其他精神病性精神障碍，能有效地控制病人的精神兴奋、幻觉、思维障碍和异常行为等精神症状，还可改善活力低下和社会退缩等精神分裂症阴性症状。分为典型抗精神病药物（如氯丙嗪、氟哌啶醇）和非典型抗精神病药（如氯氮平、利培酮、奥氮平等）。

（1）临床应用

1）适应证：主要用于治疗精神分裂症及其他疾病伴发的精神病性症状。

2）禁忌证：严重心血管病、严重肝肾疾病、中枢神经系统抑制或昏迷、急性感染、高热、造血功能不良和药物过敏、青光眼、哺乳者禁用。

（2）常见药物的不良反应与处理

1）锥体外系副作用：最为常见，可表现为：①急性肌张力障碍：出现最早，常在治疗的最初几天内发生，表现为痉挛性斜颈、动眼危象等；②类帕金森综合征：在治疗的4~6周出现，具有运动缓慢或运动不能、静止性震颤及肌张力增高三大特征；③静坐不能：表现为自主性坐立不安、踱步或不停活动，常被误诊为药物剂量不足；④迟发性运动障碍：出现在长期用药突然停药时，以不自主的、有节律的刻板式运动为特征。处理方法：口服苯海索或肌注东莨菪碱，反应严重者需减量或停药。地西泮或普萘洛尔对静坐不能治疗有效。迟发性运动障碍的关键在于早预防，使用最低有效剂量，避免使用抗胆碱能药物。

2）心血管系统的副作用：①直立性低血压：大多发生在治疗初期，尤其是注射给药时易发生，故注射给药后至少卧床半小时。一旦发生，轻者只需平卧，重者可选用间羟胺对抗，禁用肾上腺素；②心律失常和猝死：一旦发现，应立即停药，给予相应处理。

3）恶性症候群：较为少见，表现为意识障碍、肌肉强直、高热和自主神经功能紊乱，可迅速并发感染、心力衰竭、休克而死亡。处理要点为立即停用抗精神病药物、降温、预防感染、各种对症和支持治疗。

4）白细胞减少症：氯氮平是引起白细胞减少症最常见的药物。用药初期每周为病人检查一次血常规，如发现体温升高、咽痛、乏力等反应，应遵医嘱监测白细胞计数。

2. 抗躁狂药　抗躁狂药（antimanic drugs）又称为心境稳定剂，除抗躁狂作用外，对双相心境障碍尚有稳定病情和预防复发的作用，常用药物为碳酸锂。

（1）临床应用

1）适应证：主要用于躁狂的治疗，对躁狂和抑郁复发有预防作用。

2）禁忌证：急慢性肾炎、肾功能不全、严重心血管病、电解质紊乱、急性感染等禁用。

（2）常见不良反应与处理：碳酸锂以锂离子的形式发挥作用，锂在体内排出速度与钠盐摄入量有关，故服锂盐的病人应及时补钠以防锂蓄积，监测血锂浓度，根据血锂浓度调整剂量。早期不良反应：疲乏、思睡、手指震颤、厌食、上腹不适、恶心、呕吐、稀便、腹泻、多尿、口干等。后期不良反应：多尿、烦渴、体重增加、甲状腺肿大、黏液性水肿、手指细震颤。粗大震颤提示血药浓度已接近中毒水平。

锂中毒表现及处理：锂中毒症状包括共济失调、肢体运动协调障碍、言语不清和意识模糊，重者至昏迷、死亡。一旦出现毒性反应立即停用锂盐，给予盐水加速锂的排泄，严重者可进行血液透析。

3. 抗抑郁药　抗抑郁药（antidepressants）是一类主要用于治疗和预防各种抑郁障碍的药物，目前抗抑郁药的起效时间为服用药物后2周左右，故在起效前要注意加强对抑郁障碍病人的护理。抗抑郁药按其作用机制可分为七类：①单胺氧化酶抑制剂，如苯乙肼等；②三环类抗抑郁剂，如丙米嗪、阿米替林、氯米帕明、多塞平等；③ NE/DA 摄取抑制剂，如安非他酮；④选择性5-HT再摄取抑制剂，如氟西汀、帕罗西汀、舍曲林、氟伏沙明、西酞普兰等；⑤ 5-HT 和 NE 再摄取抑制剂，如文拉法辛等；⑥ 5-HT$_{2A}$ 受体拮抗剂和 5-HT 再摄取抑制剂，如曲唑酮等；⑦ NE 和特异性 5-HT 抗抑郁剂，如米氮平等。

（1）临床应用

1）适应证：各种以抑郁症状为主的精神障碍，也可用于焦虑症、恐惧症、创伤后应激障碍、强迫症等的治疗。

2）禁忌证：癫痫、严重心血管疾病、青光眼、老年肠麻痹、前列腺肥大等禁用。

（2）不良反应及注意事项

1）自主神经系统：常见有口干、便秘、瞳孔扩大、视力模糊、排尿困难和直立性低血压等，主要因药物的抗胆碱能作用所致。

2）心血管系统：常见窦性心动过速和血压降低。有心脏疾病的病人，有可能产生严重的传导阻滞或心律失常。

3）中枢神经系统：烦躁不安，共济失调，剂量过大时，可诱发躁狂和癫痫。

4）五羟色胺综合征：主要发生在选择性5-HT再摄取抑制剂与单胺氧化酶抑制剂同时或先后应用时，最初表现为不安、恶心、呕吐、腹泻，之后表现为高热、强直、震颤、自主神经紊乱、心动过速、意识障碍，最终可危及生命致死。一旦出现该症状，应立即停药，辅之以肌松药、氯丙嗪配合物理降温、抗惊厥等措施进行治疗。

5）其他：如过敏性皮疹，中毒性肝损害，偶见粒细胞减少，可影响代谢致体重增加。突然停药可致恶心、呕吐、出汗和失眠等症状。

4. 抗焦虑药 抗焦虑药（anxiolytics）是一类在不明显或不严重影响中枢神经其他功能的前提下，可以消除或减轻病人的紧张、恐惧及焦虑不安的药物，具有抗焦虑、抗痉挛、松弛肌肉的作用。目前应用最广的是苯二氮䓬类如阿普唑仑、氯硝西泮、地西泮等；其他有非苯二氮䓬类如丁螺环酮，以及β肾上腺受体阻断药如普萘洛尔等。

（1）临床应用

1）适应证：①各种焦虑状态；②睡眠障碍；③癫痫；④酒精戒断症状；⑤手术前给药或短暂麻醉，有松弛肌肉的作用。

2）禁忌证：严重的心血管疾病、肾病、药物过敏、药物依赖、妊娠三个月之内、青光眼、重症肌无力、酒精及中枢抑制剂使用时应禁用。

（2）不良反应及处理：严重的不良反应少见，常见的副作用为嗜睡、过度镇静、智力活动受影响。苯二氮䓬类长期应用会产生躯体依赖，突然中断药物可引起戒断症状，宜逐步缓慢停药。

（二）药物治疗过程中的护理程序

1. 护理评估

（1）躯体状况评估：既往史及诊治情况，病人目前的身体状况、饮食、营养、睡眠状况、生活自理能力及基础代谢状况。

（2）药物依从性评估

1）与病人有关的因素：病人的自知力及用药依从性。

2）与医护人员有关的因素：医护人员对病人疾病复发是否充分考虑，出院康复指导是否充分等。

3）与药物有关的因素：既往用药史及不良反应史；本次用药是否会发生不良反应；能否接受不良反应带来的影响。

（3）精神状况评估：患病的症状表现、严重程度和持续的时间等。

（4）社会支持评估：评估病人的家庭关系及家庭环境、受教育程度及工作能力、工作环境、人际关系、社会支持系统等。

2. 护理诊断

（1）焦虑 与知识缺乏、药物不良反应等因素有关。

（2）潜在暴力行为的危险（对自己或他人） 与焦虑、耐受不良反应等因素有关。

3. 护理目标

（1）病人的焦虑情绪得到控制或缓解，预防和减少病人服药后的不良反应。

（2）预防和减少病人意外事件的发生，增强病人服药和接受治疗的依从性。

4. 护理措施

（1）心理护理：部分病人缺乏自知力，不承认自己有病，常不愿接受治疗。因此应加强心理疏导，取得病人的信任与配合。

（2）加强药物治疗中的基础护理

1）严格执行给药制度，发药到口，服后检查，防止藏药。

2）使用正确的给药途径与方法。

3）观察用药后的不良反应。

4）严密观察病人的躯体和精神症状。

5）如同时使用多种药物，注意配伍禁忌。

5. 护理评价

（1）病人的焦虑情绪是否得到控制或缓解，病人服药后的不良反应有无减轻。

（2）病人有无发生意外事件，病人服药的依从性是否提高。

二、电休克治疗与护理

（一）电休克治疗概述

电休克治疗（electric shock therapy）是一种利用短暂适量的电流刺激大脑，引起病人短暂的意识丧失和全身性抽搐发作，以达到控制精神病症状的一种治疗方法。无抽搐电休克治疗是应用肌肉松弛剂与麻醉剂，使病人在麻醉状态下接受治疗，其并发症尤其是运动系统并发症少于传统电休克治疗（文末彩图 7-1）。

（二）电休克治疗的护理

1. 治疗前的护理

（1）环境的准备：治疗室应安静、整洁，光线不宜过强，避免喧闹。

（2）用物及药品准备：治疗床、治疗机、呼吸机、监护仪、抢救药械、沙垫等基本设施。

（3）病人的准备

1）根据医嘱并核查是否已签署知情同意书，合理解释，缓解病人的紧张恐惧情绪。

2）测量生命体征，核对病人的辅助检查是否符合治疗要求，女病人还需询问月经期，做好记录，若有异常及时报告医生。

3）确保病人保持头皮清洁干燥；治疗前禁食、禁饮 6 小时以上；排空大小便；取下活动义齿及金属类物品，解开领扣和裤带。

2. 治疗中的护理

（1）使病人仰卧于治疗台上，四肢自然伸直，两肩后第 4~8 胸椎间垫沙垫，防止痉挛时发生压缩性骨折。于病人颈下垫小沙垫，固定其头部，托下颌时易着力，能防止颈椎过度后屈。

（2）固定病人头部，保护者用大拇指、示指固定压舌板，其余手指及手掌紧托病人下颌。保护好病人的四肢关节，不可用力过度，防止抽搐时导致骨折、脱臼及肌肉损伤。

（3）准备就绪后，擦导电液，放电极通电。

（4）抽搐停止后，撤去病人肩下沙垫，头部侧卧，使其口中分泌物自然流出，以利于恢复

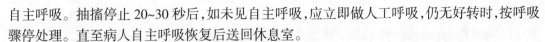

自主呼吸。抽搐停止20~30秒后,如未见自主呼吸,应立即做人工呼吸,仍无好转时,按呼吸骤停处理。直至病人自主呼吸恢复后送回休息室。

（5）整理治疗室,更换用物备用。

3. 治疗后的护理

（1）确保病人卧床休息,取平卧位、头偏向一侧,有专人守护;监测其生命体征及意识情况,直至呼吸平稳、意识完全恢复。

（2）病人意识完全恢复后方可送回病房,起床时给予扶持,严防坠床、摔伤。

（3）治疗后还应观察有无发生合并症。

三、心理治疗过程与护理

（一）心理治疗过程

1. 心理诊断　包含:①建立良好的护患关系是心理治疗的基础;②全面收集与病人有关的资料,进行分析与心理测量;③对病人的心理问题及其原因进行确认及诊断;④在此基础上,与病人共同制订心理治疗的目标。

2. 分析和解决问题　是治疗的重要阶段,根据病人出现的问题采取不同的治疗技术,改变病人的错误认知、不良态度和非适应性行为。

3. 结束阶段　心理治疗取得一定疗效后,应进行心理治疗的效果评估。帮助病人学习、应用治疗经验;确定病人随访时间,对可能出现的问题和应采取的措施与病人达成共识。

（二）心理治疗护理

1. 治疗前的护理

（1）环境准备:心理治疗环境应安静、整洁、无干扰。

（2）治疗背景材料的准备:采集资料要充分,有的放矢地接触病人和建立良好的护患关系。

（3）病人的准备:病人应提前半小时到达治疗预备室,先休息放松。护士根据病人的不同心理状态给予健康指导,鼓励病人积极配合医生。

2. 治疗中的护理　确保治疗在无干扰的环境中进行。护士是治疗者的助手,应做好环境护理、资料收集与整理、提供帮助以及某些治疗场合的特殊角色,如催眠治疗的见证人。

3. 治疗后的护理　结束治疗后,护士应询问病人的需求,预约下次治疗的时间;并将病人治疗后的信息及时反馈给治疗者,与病人保持联系。

四、工娱治疗与护理

（一）工娱治疗的过程

工娱治疗是通过工作、劳动、集体的文体娱乐活动丰富和调节病人的住院生活,进而缓解精神症状,改善交往能力,防止精神衰退,提高适应环境能力的治疗方法。是恢复期精神疾病病人的一种重要的辅助治疗。

1. 工娱治疗的组织　护士是工娱活动的组织者、计划者与实施者。活动中应对病人进行观察,做好记录,与医生保持联系。

2. 工娱治疗的内容　包括文娱、体育及没有危险性的劳作、学习与健康教育等。

3. 工娱治疗的注意事项

（1）工娱治疗的内容应根据病人的病情安排,病情稳定或没有危险性的病人可安排工娱治疗。

（2）极度兴奋躁动的病人，不宜参加集体工娱治疗。

（二）工娱治疗的护理

1. 护士在掌握病人病情的基础上，组织病人积极参加工娱治疗活动。注意因人而异，充分调动病人的主观能动性，以达到有效的治疗目的。

2. 护士应督促和指导病人完成各项工娱活动及治疗内容。

3. 确保尊重病人，护士要善于诱导，既要满足病人的心理需求，又要使活动不受影响。

4. 确保安全护理，任何活动，都必须保证病人安全，加强巡视，严防病人伤人、伤己或出走等意外事件的发生。

五、康复治疗与护理

（一）康复治疗的概述

1. 概念　是指通过进行生活、职业、学习等技能的反复训练，来恢复或减轻疾病对病人心理社会功能的损害，提高其生活技能，减轻精神残疾，重新回归社会的一种治疗方法。

2. 康复治疗的方法

（1）日常生活行为的技能训练：应根据病人的不同病情采取不同的方法，使其达到能够自理。

（2）学习行为的技能训练：训练病人处理和应付各种实际问题的行为技能。

（3）就业行为的技能训练：开展作业疗法，实施劳动技能训练等，提高病人的学习和工作能力。

（二）康复治疗的护理

1. 为不同康复阶段的病人提供护理　首次与病人见面时，对病人身体、智力、社交及情绪状态等进行仔细和全面的评估，准确诊断并予以恰当的治疗和康复计划。

2. 合理选择康复活动与护理计划　在评估的基础上，应结合病人的实际情况，选择和提供恰当的康复活动和护理计划来满足病人的需求。

3. 预防疾病复发的护理

（1）介绍病人参与康复活动，活动结束后继续为病人提供连续性服务等。

（2）鼓励病人坚持达到康复目标，发掘病人的优点以帮助其克服困难。

（3）利用社会资源，为病人争取应有的权益。

（4）通过与社区的联系，确保病人有足够的社区资源，并对病人家属进行病人康复指导教育。

需要指出的是，只有在经过治疗后，病人的症状得到较好控制的前提下，各种工娱治疗、康复手段和干预措施才可能顺利实施。因此对精神疾病的病人应进行全程的躯体、心理、康复三位一体的综合性治疗。

（蓝红霞）

 自测题

1. 精神疾病病人的一般护理**不包括**

　　A. 基础护理　　B. 心理护理　　C. 饮食护理　　D. 睡眠护理　　E. 安全护理

2. 与精神疾病病人沟通的技巧**不包括**

 A. 尊重   B. 真诚   C. 沟通

 D. 余光观察其他病人   E. 倾听

3. 暴力行为发生征兆中,下列**不属于**行为征兆的是

 A. 不能静坐   B. 来回走动   C. 面肌紧张   D. 思维混乱   E. 握拳

4. 护士与病人交谈时采用的非语言技巧**不采用**

 A. 姿势   B. 恰当的用词   C. 关怀的眼神

 D. 适时的点头   E. 适时的回答

5. 下列**不是**抗精神病药物锥体外系不良反应的是

 A. 急性肌张力障碍   B. 类帕金森病   C. 心律失常

 D. 静坐不能   E. 迟发性运动障碍

6. 下列药物中属于经典抗狂躁药的是

 A. 氯丙嗪   B. 碳酸锂   C. 利培酮   D. 苯妥英钠   E. 卡马西平

7. 苯二氮䓬类药物与下列药物合用可引起死亡,但不常见,该药物可能是

 A. 酒精   B. 温开水   C. 地西泮   D. 氯硝西泮   E. 阿普唑仑

8. 在判断病人的精神状态正常与否时**不需**注意的是

 A. 个体的受教育情况   B. 个体的经历   C. 评价的标准

 D. 个体当时的生理状况   E. 个体所处的文化背景

9. 在与病人沟通过程中,发现病人不主动交谈,只是被动地回答问题,此时,护士采用沟通技巧比较恰当的是

 A. 倾听   B. 沉默   C. 集中焦点

 D. 开放的话题   E. 保持微笑

10. 张某,男,21岁,躁狂症病人,近两日吵闹不休、言语激动,医生予氟哌啶醇20mg肌内注射,今晨病人主诉胸闷、心慌、来回走动,你考虑病人可能

 A. 病情进展   B. 有意动作,引起关注   C. 药物锥体外系副反应

 D. 病人不小心   E. 恶性症候群

11. 李某,男,46岁,精神分裂症病人,在使用抗精神病药治疗过程中,突然出现意识模糊、肌肉强直、高热并发感染和心力衰竭,你考虑该病人可能发生

 A. 抗胆碱脂能副作用   B. 锥体外系副作用   C. 心血管系统副作用

 D. 恶性症候群   E. 皮肤不良反应

12. 李某,女,25岁,抑郁症病人,在使用抗抑郁药物治疗过程中,出现口干、视力模糊、排尿困难,考虑发生

 A. 自主神经系统不良反应   B. 心血管系统不良反应   C. 中枢神经不良反应

 D. 共济失调   E. 戒断症状

13. 张某,女,38岁,焦虑症病人,在抗焦虑治疗的过程中,患者出现嗜睡,反应迟缓,护士处理中**不妥**的是

 A. 报告医师   B. 缓慢减药   C. 立即停药   D. 做好记录   E. 安全护理

14. 王某,男,48岁精神分裂症病人,手持小凳子嚷嚷要打倒害群之马,面对该病人,护士此时护理措施**不妥**的是

 A. 控制局面   B. 解除危险品   C. 约束病人   D. 音乐治疗   E. 隔离病人

（15~19题共用题干）

病人男性,28岁,一个月来,举止反常,晚上不开灯,不敢照镜子,说太亮别人会看透自己,一周前,发展为将可发光、反光之物砸碎,常因一点小事与人冲突,前天因邻居的拖把问题把邻居家的窗户均打烂,后又觉得邻居会报复而不敢出门,怀疑饮用水邻居投毒等而不敢进食,其父母将其送精神病院看病,并以精神分裂症收治入院。

15. 该病人的首要护理问题是

    A. 生活自理能力缺陷　　　B. 沟通能力缺陷　　　C. 有暴力发生的危险

    D. 营养失调　　　E. 自我形象紊乱

16. 当病人发生暴力时,作为护士下列行为**不妥**的是?

    A. 立即抢夺凶器　　　B. 评估暴力强度　　　C. 寻求帮助

    D. 站在病人侧面　　　E. 疏散病人

17. 该病人进行抗精神病药物治疗过程中,蹲下拾物起立时,突然跌倒,考虑为

    A. 抗胆碱脂能反应　　　B. 锥体外系副反应　　　C. 恶性症候群

    D. 体位性低血压　　　E. 自主神经功能反应

18. 发生跌倒后,作为护士下列护理措施**不妥**的是

    A. 将患者置于平卧位

    B. 观察病人神志

    C. 加强防护

    D. 扶起病人,并协助病人穿防滑鞋,防跌倒

    E. 报告医师

19. 使用抗精神病药治疗中,下列**不是**禁忌证的是

    A. 严重心血管疾病　　　B. 严重肝肾疾病　　　C. 昏迷

    D. 中枢神经抑制　　　E. 慢性胃炎

第八章 心境障碍病人的护理

学习目标

1. 具有良好的职业道德素养,体现人文关怀。
2. 掌握心境障碍病人的临床表现特点及抑郁病人的护理。
3. 熟悉心境障碍的病因、发病机制、诊断与治疗。
4. 了解心境障碍的概念及躁狂病人的护理。
5. 学会运用护理程序对抑郁病人开展护理。

第一节 心境障碍概述

心境障碍是一类临床常见的重性精神障碍,抑郁症是其中比较常见的亚型,在所有精神障碍中自杀率最高。

 工作情景与任务

导入情景:

王女士,31岁,一年前因工作原因夫妻分居两地,在其父母帮助下照料不足1岁的女儿,常感到力不从心,担心照顾不了女儿,并出现入睡困难,会因琐事与人争吵,近1个月经常哭泣,觉得生活无聊,经常说:"快把这孩子给别人吧,我受不了啦",有自杀的念头。王女士的家人意识到她的变化,其在父母的陪同下主动就诊。

工作任务:

1. 请对王女士目前的精神状态进行判断。
2. 请制订王女士住院治疗期间的护理措施。

一、心境障碍的概念

心境障碍(mood disorders)又称情感性精神障碍,是以显著而持久的心境或情感改变为主要特征的一组疾病。心境障碍有周期发作倾向,间歇期间精神正常,一般不会导致明显的精神衰退,预后较好;但如果有持续而反复的心境改变,未经治疗或治疗不及时、不充分,就可引发持久的心理障碍,预后较差。心境障碍在临床上可分为躁狂发作、抑郁发作、双相障碍、持续性心境障碍等类型。主要表现为心境高涨或低落,伴有相应的思维和行为改变。躁

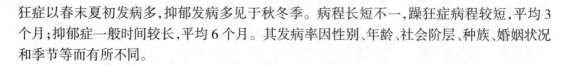

狂症以春末夏初发病多,抑郁发病多见于秋冬季。病程长短不一,躁狂症病程较短,平均 3 个月;抑郁症一般时间较长,平均 6 个月。其发病率因性别、年龄、社会阶层、种族、婚姻状况和季节等而有所不同。

二、病因及发病机制

本病的病因尚不清楚,大量的研究资料显示,可能与遗传因素,神经生化因素和心理社会因素有关。

1. 遗传因素 经流行病学调查显示,本病有明显的家族遗传倾向,但遗传方式尚未获得证实。心境障碍病人的亲属患本病的几率比一般人群高 10~30 倍,血缘关系越近,患病率越高;单卵双生较双卵双生的患病率高,均说明遗传因素占有重要地位。

2. 神经生化因素 研究显示,心境障碍可能与去甲肾上腺素(NE)、5-羟色胺(5-HT)等神经递质代谢紊乱密切相关。去甲肾上腺素功能亢进可导致躁狂,功能不足则可导致抑郁。5-羟色胺缺乏是本病的生化基础,构成发病素质和倾向。此外,多巴胺(DA)假说认为多巴胺功能活动降低可能与抑郁发作有关,多巴胺功能活动增高可能与躁狂发作有关。

3. 心理社会因素 负性生活事件与心境障碍,尤其与抑郁症的关系较为密切,因而心理 - 社会因素在本病中的致病作用越来越受到重视。各种负性生活事件如丧偶、离婚、意外灾害、重大经济损失等均可导致抑郁症的发生。但并非所有的负性生活事件都引起心境障碍,还需从遗传、生化等因素的综合作用来全面考虑。此外,经济状况差、社会阶层低下者也易患本病。

三、临床表现特点

(一)躁狂发作

躁狂发作(manic episode)的临床表现是典型的"三高"症状,即情感高涨、思维奔逸、意志活动增强。部分病人可表现出精神病性症状,如幻觉、妄想等。

1. 情感高涨 病人心情显得欣快,情绪高涨而诙谐,整天喜气洋洋,笑逐颜开,似乎从来没有忧愁和烦恼。生动和高涨的情感与内心体验和周围环境基本协调一致,常可引起周围人的共鸣。但有的病人以易激惹为主要心境,情绪骤起骤落,变幻莫测。如为某种小事而发怒,暴跳如雷、怒不可遏,甚至伤人毁物,但往往片刻即逝,转怒为喜,若无其事。心境高涨时可出现幻觉与妄想。幻觉多见于幻听,内容多是称赞;妄想多是夸大妄想、关系妄想、被害妄想等,但一般持续时间不长。

2. 思维奔逸 病人联想明显加速,思维内容丰富多变、跳跃性强,感到自己的言语跟不上思维的速度,有明显的言语运动性兴奋。常表现为口若悬河、滔滔不绝、手舞足蹈,常因说话过多而口干舌燥、声音嘶哑。病人主观感到自己脑子特别灵,下笔千言、一挥而就。虽然病人联想加速,反应敏捷,但逻辑浮浅。由于病人注意力随境转移,可出现意念飘忽和音联、意联。

3. 意志活动增多 病人精力旺盛,动作快速敏捷,活动明显增多。其整日忙碌不停,不分场合的帮人做事,爱管闲事,片刻不得安宁,但往往有始无终,虎头蛇尾,一事无成。病人失去正常的行为判断,如挥金如土,随意将礼物赠送同事或路人;好打扮,但并不得体;行为轻浮,且好接近异性。病人自觉精力异常充沛,似乎可以永无倦息地持续下去。病情严重时,可出现冲动毁物的行为。

4. 其他表现 病人自我感觉良好,很少有躯体不适主诉。常表现为面色红润,目光炯炯有神,无倦容;因持久兴奋,活动增多,体重多下降;心率加快,性欲亢进;入睡困难或早醒,每日只睡 2~3 小时。

严重的躁狂发作可伴有明显的意识障碍、思维不连贯、错觉及幻觉等症状,称为谵妄性躁狂。此时典型的躁狂状态可一时被掩盖,容易被误诊为精神分裂症。多数病人在疾病的早期即丧失自知力。

（二）抑郁发作

抑郁发作（depressive episode）的临床表现是典型的"三低"症状,即情感低落、思维迟缓、意志活动减退等（图 8-1）。

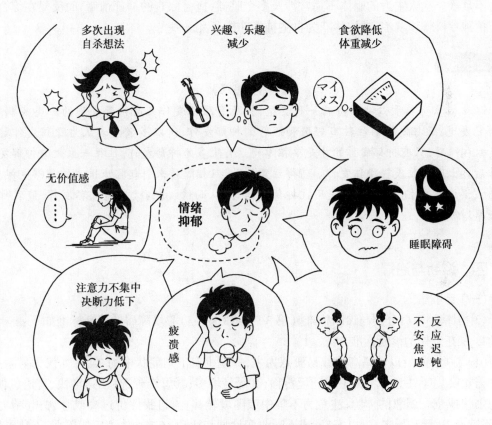

图 8-1 情绪抑郁示意图

1. 情感低落 病人情绪低沉、高兴不起来、苦闷,具有晨重夜轻的特点,即凌晨醒来心情最为苦闷,觉得度日如年,而日落后明显好转。情绪低落常导致无助感、无用感、无希望感,病人觉得艰辛难过,严重时可产生自杀观念甚至行为,认为结束自己生命是最好的解脱。也会在情绪低落基础上,继发与抑郁心境相一致的自罪妄想、疑病妄想、幻听等,或者不具有抑郁基调的被害妄想、没有情感色彩的幻听等。

50% 左右的抑郁病人会出现自杀观念,轻者感到活着痛苦、没意思,重者求死欲望强烈并付诸行动,大约 10%~15% 最终死于自杀。有些病人虽然内心郁闷痛苦,但并不表露于外,会尽力掩饰伪装,谈笑如常,称为"微笑性抑郁"。少数病人会杀死别人后再自杀或是自首以求一死,称为"扩大性自杀"。因此,对抑郁病人必须及早治疗和干预。

病人对过去喜欢做的事情失去兴趣,或者即使能进行也体会不到乐趣,只是敷衍了事,或是为了消磨时间、希望摆脱悲观失望情绪而进行。

2. **思维迟缓**　病人思维联想受抑制,反应迟钝,思路闭塞,自感"脑子生了锈开不动",缺少主动语言,语速慢,声音低,回答问题拖延良久,思考问题困难,记忆力减退,学习和工作能力下降。

3. **意志活动减退**　病人意志活动呈显著抑制。病人生活被动,反应迟缓,终日独坐一处而不与他人交往,疏远亲友,回避社交,甚至个人卫生也懒于料理;病情严重时,可不语、不动、不食,称"抑郁性木僵"。

4. **其他表现**　经常出现的躯体症状有睡眠紊乱(早醒最具特征)、食欲下降、体重减轻、精力不足等。病人主诉的躯体不适常涉及多个脏器,掩盖原有的抑郁情绪,而反复在综合医院非精神专科就诊求治,常被诊断为自主神经功能紊乱。

知识窗

双 相 障 碍

双相障碍属于心境障碍的一种类型,指既有躁狂发作又有抑郁发作的一类疾病。研究发现,躁狂发作前往往有轻微和短暂的抑郁发作,所以多数学者认为躁狂发作就是双相障碍,只有抑郁发作的才是单相障碍。首次多为抑郁发作,往往一至数次抑郁发作后再出现躁狂或轻躁狂发作。值得注意的是,双相障碍未引起临床医生的足够重视,易被误诊为单相抑郁,长期使用抗抑郁药治疗,从而诱发躁狂、快速循环发作,使发作频率增加。

四、诊断与治疗

(一) 诊断

《中国精神障碍分类与诊断标准》(第3版)(CCMD-3)心境障碍的诊断标准如下:

1. **躁狂发作的诊断标准**

(1) 症状标准:以情绪高涨或易激惹为主,并至少有下列症状中的3项(如仅为易激惹,至少需4项)。①注意力不集中或随境转移;②语量增多;③思维奔逸(语速增快、言语急促)、联想加快或意念飘忽的体验;注意力不集中或随境转移;④自我评价过高或夸大;⑤精力充沛、不感疲乏、活动增多、难以安静,或不断改变计划和活动;⑥鲁莽行为(如挥霍、不负责任、不计后果的行为等);⑦睡眠需要减少;⑧性欲亢进。

(2) 严重标准:严重损害社会功能,或给别人造成危险或不良后果。

(3) 病程标准:①符合症状标准和严重标准至少已持续1周;②可存在某些分裂性症状,但不符合分裂症状的诊断标准。如同时符合分裂症的症状标准,在分裂症状缓解后,满足躁狂发作标准至少1周。

(4) 排除标准:排除器质性精神障碍,或精神活性物质和非成瘾物质所致的躁狂。

2. **抑郁发作的诊断标准**

(1) 症状标准:以心境低落为主,并至少有下列中的4项:①兴趣丧失、无愉快感;②精力减退或疲乏感;③精神运动性迟钝或激越;④自我评价过低、自责或有内疚感;⑤联想困难或自觉思考能力下降;⑥反复出现想死的念头或有自杀、自伤行为;⑦睡眠障碍,如失眠、早醒或睡眠过多;⑧食欲降低或体重明显减轻;⑨性欲减退。

（2）严重标准:社会功能受损,给本人造成痛苦或不良后果。

（3）病程标准:①符合症状标准和严重标准至少已持续2周;②可存在某些分裂性症状,但不符合分裂症的诊断标准。若同时符合分裂症的症状标准,在分裂症状缓解后,满足抑郁发作标准至少2周。

（4）排除标准:排除器质性精神障碍,或精神活性物质和非成瘾物质所致的抑郁。

(二) 治疗

心境障碍主要是通过心理治疗、药物治疗和电休克治疗减轻或缓解症状,逐渐恢复其社会功能,减少病死率。

1. 心理治疗　心理治疗贯穿于整个治疗过程,采用认知疗法和认知行为疗法,可以纠正病人的认知扭曲,改善其行为应对能力和社会适应能力,为病人提供心理支持。

2. 药物治疗　药物治疗不但可以缓解痛苦,有效地预防自杀,同时也可明显地减少社会负担,恢复病人的工作生活能力。

（1）躁狂发作的药物治疗以心境稳定剂为主,必要时可合用抗精神病药或苯二氮䓬类药物。其用药遵循个体化用药、小剂量开始用药、剂量逐步递增及全程治疗等原则。碳酸锂是躁狂症的首选药物,因锂盐的治疗剂量与中毒剂量接近,故应在治疗中动态监测血锂浓度,急性治疗最佳血锂浓度为 0.8~1.2mmol/L,维持治疗为 0.4~0.8mmol/L,1.4mmol/L 为有效浓度上限,超过此值易中毒;对锂盐治疗无效、锂盐过敏或不能耐受锂盐副作用的病人,可选用卡马西平和丙戊酸盐;伴有精神病症状时,可选择应用喹硫平、奥氮平等。

（2）抑郁发作的药物治疗可选用的抗抑郁药品种繁多,故临床用药应谨慎。药物与治疗方案的选择要根据病人的临床特征、伴随症状、生理特点以及躯体情况、药物的临床特点和既往药物治疗的经验。目前临床常用的抗抑郁剂有选择性五羟色胺再摄取抑制剂(如氟西汀、舍曲林、帕罗西汀等)、其他新型抗抑郁剂(如文拉法辛、米氮平等)、单胺氧化酶抑制剂以及传统的三环类抗抑郁剂。抗抑郁剂在使用过程中应遵循以下原则:①治疗方案个体化;②尽可能单一用药;③足量、足疗程;④逐渐递增剂量;⑤症状缓解后不要立即停药;⑥联合心理治疗。

3. 电休克治疗　对重症躁狂发作、抑郁性木僵、强烈自杀观念、药物治疗无效的病人,可采用电休克治疗。一般隔日一次,8~12 次为一疗程。电休克治疗显效后仍需药物维持治疗,预防复发。

第二节　护理程序的应用

 工作情景与任务

导入情景:

小王,女,20 岁,大二学生,因割腕被室友发现并护送到医院急诊。据室友反映,小王这几周总说失眠,半夜醒来就一直睡不着,常哭泣,好几次课也没去上,人也瘦了不少,凌晨室友被哭泣声惊醒,发现小王正在割腕。医生问诊时,小王情绪低落,自感前途无望。诊断:心境障碍抑郁发作。

工作任务：

1. 请对小王目前的状态进行护理评估。

2. 请制订小王住院治疗期间的护理措施。

一、躁狂病人的护理

1. 护理评估

（1）生理评估：评估病人的面色、面容、食欲、体重、心率、性欲及睡眠情况。

（2）心理评估：对病人的情感、认知及精神运动等情况进行评估，特别是对病人的伤人、毁物等危险行为要进行重点评估。

（3）家庭及社会评估：包括对家族史、生活环境、社会参与和可利用的支持系统等情况进行全面分析。

2. 护理诊断

（1）有对他人施行暴力的危险　与失去正常的行为控制能力有关。

（2）营养失调并低于机体需要量　与体力消耗过度及能量摄入不足有关。

（3）睡眠型态紊乱　与持久兴奋有关。

（4）思维过程紊乱　与思维形式和思维内容紊乱有关。

（5）社交障碍　与思维过程改变有关。

3. 护理目标

（1）病人学会控制自己的情绪，不发生伤害他人的行为。

（2）病人的营养供给均匀，体重恢复正常。

（3）病人能够不依赖药物，恢复正常睡眠。

（4）病人能认识和分析自己的病态行为，学会恰当的应对方式，心境高涨、思维奔逸等症状得到控制。

（5）病人的人际关系改善，能与他人建立有效的沟通，社会功能恢复良好。

4. 护理措施

（1）安全护理

1）提供安静、安全的环境：病室应安静、整洁、温度适宜、避免拥挤及强光刺激；陈设简单，清除所有危险品。

2）预防病人的暴力行为：护士需及时了解病人既往或现存发生暴力行为的诱发因素，设法消除或减轻其影响；密切观察病情，以便早期发现暴力行为的先兆，并予以及时干预。

（2）一般护理：限制病人过度活动，保证其营养和水分的足量摄入，可遵医嘱给予催眠药物，以保证其睡眠时间和质量。

（3）对症护理

1）思维过程紊乱的护理：与躁狂病人沟通时要善于引导谈话，防止话题分散或转移。当病人情绪较为激动时，不要与其争论是非对错，并预测病人可能产生的行为，注意防范。

2）应用锂盐治疗过程中的护理：密切观察病人用药的耐受性和不良反应，及时识别早期先兆的表现，注意血锂浓度的监测。

（4）心理护理：护士应关心、尊重病人，态度和蔼，与病人建立治疗性信任关系，对病人的过激行为不作评判，但不轻易迁就。

（5）健康指导：宣教病人所患疾病的病因、临床特征、治疗手段、用药不良反应的观察、复发先兆症状的识别等方面的知识，使病人真正获得对自己健康的主动权，并激发家属负起督导病人的责任。

5. 护理评价

（1）病人的情绪症状是否控制良好，有无伤人的行为发生。

（2）病人的营养摄入与机体消耗是否达到平衡，体重是否在正常范围内。

（3）病人的自主睡眠是否恢复正常。

（4）病人能否识别自己的病态行为，能否恰当应对。

（5）病人能否恰当地与他人交往。

二、抑郁病人的护理

1. 护理评估

（1）生理评估：评估病人的精神状态、食欲、体重、性欲及睡眠等情况。

（2）心理评估：对病人的情感、认知、记忆及意志活动等情况进行评估，特别是对病人的自杀观念和自杀行为要进行重点评估。

（3）家庭及社会评估：包括对家族史、生活环境、社会参与和可利用的支持系统等情况进行全面分析。

2. 护理诊断

（1）有自杀的危险　与自责自罪观念、自杀企图和行为有关。

（2）营养失调并低于机体需要量　与食欲下降、木僵状态有关。

（3）睡眠型态紊乱　与严重抑郁有关。

（4）社交障碍　与精力和兴趣丧失有关。

（5）思维过程紊乱　与认知障碍、思维联想受抑制有关。

（6）长期自尊低下　与悲观情绪、自责自罪观念有关。

3. 护理目标

（1）病人学会用适当的方式排解抑郁，住院期间不发生自杀行为。

（2）病人的营养供给均衡，体重维持正常。

（3）病人在无药物的辅助下，睡眠恢复正常。

（4）病人能主动并恰当地与他人交往。

（5）病人能认识自己的病态行为，主动寻求精神支持，分析和解决问题的能力恢复正常。

（6）病人的价值感增强，能对自我做出正确评价。

4. 护理措施

（1）安全护理

1）提供安静、安全的环境：病室应安静、整洁、温度适宜、避免拥挤及强光刺激；陈设简单，严格管理所有危险品。

2）预防病人的自杀行为：严密观察病情变化及异常言行，及时发现自杀先兆，如书写遗嘱、将物品送与他人等；帮助病人分析、认识精神症状，鼓励病人在出现自杀意图时立即向医护人员寻求帮助，必要时给病人发泄愤怒的机会；做好自伤、自杀后的心理疏导，了解病人的心理变化，制订进一步防范措施。

（2）一般护理

1）供给所需的营养：了解病人拒食的原因，根据不同情况，制订出相应的计划，以保证病人的营养摄入。

2）保证休息和睡眠：培养病人自行按时睡眠的习惯，教会其应对睡眠障碍的方法（见第十一章）。护士应加强巡视，必要时按医嘱给予镇静催眠药物。

3）协助做好日常生活护理：病人可能因情绪低落影响个人的生活自理，护士应提醒、督促或适当协助病人来完成。对木僵的病人，护士要保证床褥干燥平整，保持肢体功能位，做好排泄、皮肤、口腔等方面的护理，并做好记录。

（3）对症护理

1）进行有效的治疗性沟通，鼓励病人抒发内心体验：①护士应理解病人痛苦的心境，保持稳定、温和与接受的态度，耐心倾听病人的诉说，帮助病人逐渐回复正常思考的能力；②加强与病人的接触、沟通，讨论有关自杀的问题。谈论自杀对个人、家庭、他人的影响，以打消或动摇、缓解病人死亡的意念，积极预防自杀的发生；③在与病人语言交流的同时，应重视非语言沟通的作用。护士可通过眼神、手势等表达和传递对病人的关心，使抑郁症病人从中感到关心和支持，从而起到较好的安抚作用。

2）改善病人的消极情绪，协助其建立新的应对技巧：①抑郁症病人的思维方式总是呈现出"负性的定式"，对周围的一切事物，总是认为对自己不利，是自己的无能造成的。对此护士应帮助病人认识这些想法是负性的、消极的。同时尽可能地为病人创造正向的、积极的场合和机会，减少病人的负性体验，改善其消极的情绪。②护士应协助病人建立积极健康的人际交往能力，增加其社会交往技巧。消除病人对他人的依赖心理，通过学习、行为矫正训练等方式，使其树立全新的应对技巧，为今后重新融入社会创造良好的基础。

（4）心理护理

1）护士要态度温和，以平常的心态接受病人，对病人要有耐心和信心；讲话要以鼓励、劝告、指导为主；运用移情、倾听、证实、自我暴露等技巧更多的了解病人的健康状况和心理感受。

2）对实施自杀的病人，经过抢救病情平稳后要做好心理护理，不能歧视和埋怨，要一如既往地关心病人，了解其自杀前后的心理状态，继续做好自杀风险评估，完善护理措施。

（5）健康教育：向病人及家属介绍疾病的相关知识，指导其掌握疾病复发的先兆症状及如何预防复发。帮助病人掌握药物的不良反应和预防措施，鼓励病人明确坚持用药、定期门诊复查和咨询、主动参加家庭和社会活动、锻炼自理能力和社会适应能力的重要性。指导家属为病人创造良好的家庭环境和人际互动关系，保护病人不受冲动或自伤行为的伤害，增强病人战胜疾病的信心。

5. 护理评价

（1）住院期间病人有无自杀行为的发生。

（2）营养供给是否合理，病人体重能否恢复正常。

（3）病人的睡眠时间和质量是否有所改善。

（4）病人的人际交往能否恢复正常。

（5）病人分析和解决问题的能力是否逐渐增加。

（6）病人能否对自我做出正确评价。

边学边练

实践5 抑郁病人的护理程序训练

知识窗

心境障碍的病程与预后

躁狂症起病较急,抑郁症起病多缓慢。躁狂症比抑郁症持续时间短,未经治疗的躁狂发作病程一般持续 3 个月左右,未经治疗的抑郁发作一般持续 6~13 个月。病情有反复发作倾向,发作次数愈多,年龄愈大,其病程持续时间愈长。治疗越早,病程缩短越显著,因此,早期发现、早期治疗具有重要意义。一般预后良好,少数患者迁移成慢性者,预后较差。

（沈丽华）

自测题

1. 抑郁症情绪低落的特征是
   A. 昼轻夜重　　B. 昼重夜轻　　C. 昼夜均重　　D. 晨重夜轻　　E. 晨重夜轻

2. 治疗躁狂发作的首选药物是
   A. 氯丙嗪　　B. 碳酸锂　　C. 丙米嗪　　D. 地西泮　　E. 帕罗西汀

3. 在护理躁狂病人时,以下正确的做法是
   A. 任由病人随意打扮　　　　　　B. 参与病人的高谈阔论
   C. 不予理睬病人　　　　　　　　D. 鼓励病人用言语表达发泄其愤怒情绪
   E. 满足病人的所有要求

4. 应警惕病人有自杀意图的表现为
   A. 给家人写告别信　　B. 将自己珍爱的东西送人　　C. 情绪突然好转
   D. 主动与人交往　　　E. 以上都是

5. 严重抑郁症病人最常出现的妄想为
   A. 被害妄想　　B. 关系妄想　　C. 夸大妄想　　D. 罪恶妄想　　E. 钟情妄想

6. 抑郁发作睡眠障碍的主要特点是
   A. 入睡困难　　B. 早醒　　C. 睡眠过多　　D. 睡眠过少　　E. 易惊醒

7. 男性,27 岁,情绪兴奋与低落反复交替发作半年,兴奋话多一个月,自我感觉良好,喜管闲事,不认为自己有病,但可配合治疗,最佳治疗方案是
   A. 服用碳酸锂　　　　B. 服用帕罗西汀　　　　C. 电休克治疗
   D. 服用丙米嗪　　　　E. 服用地西泮

8. 某抑郁症病人,对护士问话不答,对护理工作不配合,此病人应采取的沟通方式为
   A. 问简单的是非问题　　B. 耐心等待病人说话　　C. 诱导病人说话
   D. 观察后开放式沟通　　E. 提高说话声调

9. **不属于**抗抑郁药物的是
   A. 氟西汀　　　　　　B. 三环类抗抑郁药物　　　　C. 氯氮平
   D. 文拉法辛　　　　　E. 米氮平

10. 三环类抗抑郁药物不良反应最重要的是
    A. 粒细胞缺乏　　　　B. 过敏反应　　　　C. 心率增快

D. 心电图改变　　　　　E. 以上都是

11. **不是**躁狂发作典型临床特点的是
   A. 思维奔逸　　　　　　B. 自杀观念　　　　　　C. 情感高涨
   D. 意志活动增强　　　　E. 睡眠减少

12. 关于抑郁发作"三低"症状正确的是
   A. 思维迟缓、意志活动减退、情感低落　　　B. 幻觉、妄想、思维迟缓
   C. 幻觉、妄想、意志活动减退　　　　　　　D. 幻觉、妄想、情感低落
   E. 思维迟缓、意志活动减退、情感高涨

13. 抑郁症病人可出现的症状有
   A. 思维贫乏　　　　　　B. 木僵状态　　　　　　C. 愚蠢行为
   D. 情感倒错　　　　　　E. 意志增强

14. 抑郁症病人在自杀前的典型心理特点是
   A. 痛苦　　　B. 焦虑　　　C. 恐惧　　　D. 紧张性　　　E. 冲动性

（15~16题共用题干）

病人女性，45岁，由于下岗，对生活失去信心，同时不能照顾家庭，伴失眠，被诊断为"抑郁症"。

15. **不可能**出现的症状是
   A. 兴趣缺乏　　　　　　B. 睡眠障碍　　　　　　C. 思维贫乏
   D. 自责和厌世感　　　　E. 言语动作迟缓

16. 护士在接诊该病人时最应注意的是
   A. 介绍医院专长　　　　B. 护士自我介绍　　　　C. 直截了当地询问
   D. 让病人放松情绪　　　E. 直接给出明确诊断

（17~18题共用题干）

病人女性，32岁，诊断抑郁症。

17. 通过矫正病人的认知或思维方式来达到治疗目的的心理治疗方法是
   A. 行为治疗　　　　　　B. 认知疗法　　　　　　C. 贝克认知疗法
   D. 人本主义治疗　　　　E. 精神分析治疗

18. 最适宜采用认知疗法的疾病是
   A. 恐惧症　　　　　　　B. 适应障碍　　　　　　C. 抑郁障碍
   D. 人格障碍　　　　　　E. 精神分裂症

19. 病人，男，20岁。因2个月来兴奋异常，挥霍无度而就诊住院。病人近2个月来，情绪异常兴奋，整天兴高采烈，自我感觉良好，热衷于逛街购物。信口开河，妙语连珠，滔滔不绝。精力旺盛，忙忙碌碌，毫无睡意。进入病房后，蹦蹦跳跳，欢歌笑语，手舞足蹈，诙谐幽默。对医生、护士及病友热情非凡。对此病人护理**错误的**是
   A. 锂盐治疗过程中，饮食应清淡，控制钠盐的摄入
   B. 为病人提供一个安全、安静的环境
   C. 帮助病人建立良好的人际沟通
   D. 及时表扬以强化病人的正确行为
   E. 对病人的过激行为不轻易迁就

20. 病人，女，30岁。话少流泪，情绪抑郁3个月。3个月来，木讷，说话逐渐减少，活动

也比以前减少,不愿出门,在家唉声叹气,有时独自流泪,问及时偶尔低声回答,说:脑子没用了,想事情想不出来了,病治不好了,自己做错事,应该死。食欲缺乏,体重明显下降,睡眠减少,早上 3~4 时即醒来。对该病人护士首要解决的护理问题是

  A. 营养失调   B. 睡眠型态紊乱   C. 社交障碍

  D. 有自杀的危险   E. 思维过程紊乱

第九章 神经症及癔症病人的护理

学习目标

1. 具有良好的职业素质和严谨的工作态度,体现人文关怀。
2. 掌握神经症和癔症病人的护理程序。
3. 熟悉神经症和癔症的概述及临床特点。
4. 学会运用护理程序对神经症和癔症病人进行相应的护理。

第一节 神经症病人的护理

神经症作为一组常见的心理障碍,严重影响个体的心身健康。

 工作情景与任务

导入情景:

徐阿姨,43 岁,已婚,公司职员。一个月前,在无明显诱因下出现恐惧、紧张、头昏、心悸,像要死去的感觉。休息十分钟后,紧张、恐惧等消失,恢复常态,生活、工作如常。之后类似情况发生过 3~4 次,且发作无时间、地点选择,在公司、家中、商店等处均有发生,现时常感觉精神紧张,入睡困难,担心再次发生,来医院就诊。

工作任务:

1. 请对徐阿姨目前的精神状态进行判断。
2. 请制订徐阿姨住院治疗期间的护理措施。

一、神经症概述

(一)神经症的概念

神经症(neuroses)不是一个特定的疾病单元,而是一组精神障碍的总称,是表现为烦恼、紧张、抑郁、焦虑、恐惧、强迫症状、疑病症状或神经衰弱等症状的一大类精神障碍。尽管各亚型都有不同的特殊症状和表现,但它们之间仍表现出明显的共同特征:起病常与病人的心理、社会因素有关;起病前多具有一定的个性基础,其症状没有明确的器质性病变为基础,自知力大都良好,有现实检验能力,有痛苦感,有求治要求;一般无明显或持久的精神病性症状,社会功能相对完好,病程多持续迁延或呈发作性。

CCMD-3 将神经症分为:恐怖症、焦虑症、强迫症、躯体形式障碍、神经衰弱、其他或待分类的神经症。本章将重点介绍焦虑症和强迫症病人的临床特征及护理要点。

（二）病因及发病机制

形成神经症的病因目前尚不明确,可能由个性特征、精神应激与生活事件、家庭环境、遗传等多种原因引起。

1. 个性特征　研究表明,个性特征对神经症的发病具有重要影响。神经症常见于情绪不稳定和内向型个性的个体。

2. 精神应激与生活事件　神经症病人发病前,往往遭遇比正常人更多的生活事件,并且这些事件多具有不符合主观愿望、不可预期与不可控制的特点,容易造成严重的精神刺激,由此导致神经症的发病。

3. 家庭环境　家庭是精神刺激的重要来源,也是社会支持的重要来源,家庭气氛与神经症的关系已经引起人们的关注。

4. 遗传　神经症可能有一定的遗传倾向,但遗传机制还不清楚。

（三）常见神经症的类型及临床表现

1. 焦虑症　焦虑症（anxiety disorder）是一种以焦虑情绪为主要特征的神经症,伴有自主神经系统症状与运动性不安等特征,并非实际威胁所致。且其紧张惊恐的程度与现实情况并不相称（图 9-1）。临床上分为惊恐障碍和广泛性焦虑两种形式。

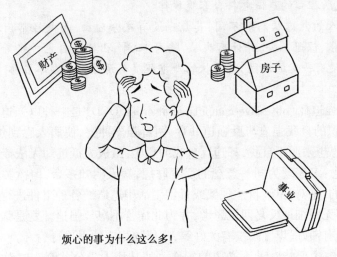

烦心的事为什么这么多!

图 9-1　焦虑症示意图

（1）惊恐障碍:又称急性焦虑障碍。伴有濒死感和自主神经紊乱症状,突然出现,历时5~20 分钟,自行缓解。缓解后一切正常、不久后可再发。常见以下三方面症状:①惊恐发作:病人在进行日常活动时,突然出现强烈恐惧、紧张、害怕伴有濒死感和失控感等痛苦体验,病人痛苦万分,难以承受。同时伴有身体不适,如心悸、胸闷或胸痛、过度换气或喉头梗塞感,有的伴有冷汗、头晕、震颤、面部潮红或苍白、手脚麻木、胃肠道不适等自主神经症状,有些病人有现实解体、个性解体等痛苦体验。一般发作突然,10 分钟内达到高峰,很少超过 1 小时,能自行缓解,病人意识清晰,事后能够回忆。②回避及求助行为:在发作时极度的恐惧感使得病人做出各种求助行为,包括向周围人群和医疗机构求救。在发作间隙期,多数病人因担心发作时得不到帮助,因此主动回避一些活动,如不愿单独出门,不愿到人多的场合等。

③预期焦虑:大多病人会担心再次发作,从而在发作间隙期表现紧张不安、担心害怕等明显的焦虑情绪。

（2）广泛性焦虑:又称慢性焦虑障碍,是焦虑症最常见的表现形式。缓慢起病,常无明显诱因。以泛化且持久的、无明确对象的烦恼、过分担心和紧张不安为特征。主要表现为:①精神方面:由过分担心而引起的焦虑体验,是广泛性焦虑的核心症状,表现为缺乏明确对象和具体内容的提心吊胆、紧张不安与过分担心的期待即对现实生活中的某些问题过分担心或烦恼。②躯体方面:运动性不安,如小动作增多、不能静坐、搓手顿足,或自感战栗;肌肉紧张,如紧张性疼痛;自主神经功能紊乱,如心跳过速、胸闷气短、皮肤潮红或苍白、口干、便秘或腹泻、出汗、尿频尿急等。部分病人可出现阳痿、早泄、月经紊乱。③警觉性增高:表现为对外界过于敏感、注意力难以集中、易受干扰、难以入眠、睡眠中易于警醒、情绪易激惹、易出现惊跳反应。④其他症状:广泛性焦虑病人常合并疲劳、抑郁、强迫、恐惧、惊恐发作及个性解体等症状。

知识窗

焦虑与焦虑症的区别

　　正常人的焦虑,几乎是每个人都有过的体验,是即将面临某种处境时产生的一种紧张不安的感觉和不愉快的情绪。这样的焦虑是建立在现实情况之上的,自己明确知道焦虑的来源,所担心的事情也符合客观规律。

　　焦虑症病人的焦虑状态则不同,其焦虑没有充分理由,而是经常出现莫名其妙的持续性精神紧张、惊恐不安,并伴有头晕、胸闷、心悸、出汗等自主神经紊乱的症状和运动性紧张。即使有一定的诱因,其症状的严重程度与诱因也明显不相称。

2. 强迫症　强迫症(obsessive-compulsive disorder,OCD)是一种以强迫症状为主的神经症。特点是有意识的自我强迫与反强迫并存,两者强烈冲突,使病人感到焦虑和痛苦,病人明知这种观念和思想来源于自我,却违反自我的意愿,虽极力抵抗却无法控制和摆脱。

（1）强迫观念:多表现为同一意念的反复联想,病人明知多余,但欲罢不能。这些观念可以是毫无意义的,是对常识、自然现象或日常生活中遭遇的各种事件进行强迫性的穷思竭虑,病人常常是事无巨细地反复回忆思考,并为此痛苦不堪。强迫怀疑是强迫观念中常见的表现,如怀疑门没有锁好、煤气阀没有关好等,常伴随相应的强迫行为。

（2）强迫情绪:主要指一种不必要的担心。如某病人坐公共汽车时总是把双手举过头顶,防止万一车上有人丢失钱包会涉嫌自己。

（3）强迫意向:是一种尚未付诸行动的强迫性冲动,使病人感到一种强有力的内在驱使。病人能够意识到这种冲动是不合理的、荒谬的,但经努力克制仍无法摆脱,冲动的反复出现使病人焦虑不安、忧心忡忡,以致病人极力回避相关场合,造成社会功能的损害。

（4）强迫行为:较为常见的表现有强迫性洗涤、强迫性检查、强迫性计数及强迫性仪式动作等。

（四）诊断与治疗

1. 诊断　《中国精神障碍分类与诊断标准》(第3版)(CCMD-3)焦虑症和强迫症的诊断标准分别如下:

（1）焦虑症

1）惊恐障碍

症状标准：症状除了均符合神经症的诊断标准以外，惊恐发作还需符合以下4项标准：①发作无明显诱因、无相关的特定情境，发作不可预测；②在发作间歇期，除害怕再发作外，无明显症状；③发作时表现强烈的恐惧、焦虑及明显的自主神经症状，并常有个性解体、现实解体、濒死恐惧、或失控感等痛苦体验；④发作突然开始，迅速达到高峰，发作时意识清晰，事后能回忆。

严重标准：病人因难以忍受又无法解脱，而感到痛苦。

病程标准：在1个月内至少有3次惊恐发作，或在首次发作后继发害怕再发作的焦虑持续1个月。

排除标准：①排除其他精神障碍，如恐惧症、抑郁症或躯体形式障碍等继发的惊恐发作；②排除躯体疾病如癫痫、心脏病发作、嗜铬细胞瘤、甲亢或自发性低血糖等继发的惊恐发作。

2）广泛性焦虑

症状标准：症状除了均符合神经症的诊断标准以外，还需表现以持续的原发性焦虑症状为主，并符合下列两项标准：①经常或持续的无明确对象和固定内容的恐惧或提心吊胆；②伴自主神经症状或运动性不安。

严重标准：社会功能受损，病人因难以忍受又无法解脱，而感到痛苦。

病程标准：符合症状标准至少已6个月。

排除标准：①排除甲状腺功能亢进、高血压、冠心病等躯体疾病的继发性焦虑；②排除兴奋药物过量、催眠镇静药物或抗焦虑药的戒断反应，以及强迫症、恐惧症、疑病症、神经衰弱、躁狂症、抑郁症或精神分裂症等伴发的焦虑。

（2）强迫症

1）症状标准：症状除了均符合神经症的诊断标准以外，还需符合以下3项标准：①以强迫症状为主，至少有下列1项：以强迫思想为主，包括强迫观念、回忆或表象，强迫性对立观念、穷思竭虑、害怕丧失自控能力等；以强迫行为（动作）为主，包括反复洗涤、核对、检查，或询问等；上述的混合形式；②病人称强迫症状起源于自己内心，不是被别人或外界影响强加的。③强迫症状反复出现，病人认为没有意义，并感到不快，甚至痛苦，因此试图抵抗，但不能奏效。

2）严重标准：社会功能受损。

3）病程标准：符合症状标准至少已3个月。

4）排除标准：①排除其他精神障碍的继发性强迫症状，如精神分裂症、抑郁症或恐惧症等；②排除脑器质性疾病特别是基底节病变的继发性强迫症状。

2. 治疗 治疗神经症的最佳办法通常为心理治疗和药物治疗的联用。

（1）心理治疗：①焦虑症：对焦虑症病人进行解释性心理治疗，宣教焦虑症的相关知识；通过认知行为治疗包括认知重建和焦虑控制训练等，矫正病人对焦虑的错误认识；开展生物反馈疗法，训练病人学会有效放松，从而减轻焦虑；②强迫症：心理治疗对强迫症病人具有重要意义，解释性心理治疗、支持性心理治疗、行为治疗及精神分析，均可用于治疗强迫症；森田疗法对部分强迫症病人有很好的疗效。

（2）药物治疗：广泛性焦虑或焦虑症状明显者可选中、长半衰期的苯二氮䓬类药物，如地西泮、氯硝西泮、阿普唑仑等，也可选用无镇静作用的非苯二氮䓬类的抗焦虑药如丁螺环酮等；β肾上腺受体阻断药如普萘洛尔，可减轻病人自主神经亢进导致的躯体症状；对伴有抑郁情绪的病人可以用抗抑郁药物；有抗强迫作用的抗抑郁药如氯米帕明、SSRI 类如帕罗西汀、舍曲林等可用于治疗强迫症。一般而言强迫症的药物治疗不短于 6 个月。

 临床应用

系统脱敏疗法步骤

1. 建立恐惧或焦虑的等级层次。这一步包含以下两项内容：
（1）找出所有使病人感到恐惧或焦虑的事件。
（2）将恐惧或焦虑事件按等级程度由小到大的顺序排列。

2. 具体方法　一般需要 6~10 次练习，每次历时半小时，每天 1~2 次，以达到全身肌肉能够迅速进入松弛状态为合格。

3. 系统脱敏练习　利用交互抑制的原理，在引发恐惧或焦虑的刺激物出现的同时让病人放松。先从最轻的等级开始，然后由弱到强，逐级脱敏，直到最严重等级的事件脱敏成功，这一阶段方可结束。它包括：
（1）放松
（2）想象脱敏训练
（3）实地适应训练

二、护理程序的应用

（一）焦虑症病人的护理

1. 护理评估

（1）健康史：收集病人的健康资料。主要包括个人史、母亲孕产史、家族史以及社会、文化、教育情况等，有无患过其他躯体疾病及治疗情况。

（2）身体状况：病人大都有心理性的躯体形式障碍，这主要是心理痛苦在躯体上的表现，没有器质性的改变。在评估病人的睡眠、营养、水电解质平衡、食欲、躯体各器官功能时，对病人的躯体不适主诉要分清是器质性的还是功能性的，以便做出正确的处理。

（3）心理 - 社会评估：心理评估包括：评估病人有无长期的紧张、不安，有无心烦意乱或突然出现强烈的恐惧感、濒死感等特点。社会评估包括：评估病人的职业、社会交往技能、行为自控能力；生活方式、家庭教养、经济状况及支持系统；家属的护理能力和照顾病人的意愿，家属情绪状况；病人是否有因敏感、易紧张而造成的人际关系不良。

2. 护理诊断

（1）焦虑　与紧张担心、不愉快的观念反复呈现有关。
（2）恐惧　与无法控制恐惧的情绪有关。
（3）睡眠型态紊乱　与焦虑等不良情绪引起的生理症状有关。
（4）潜在的或现存的自杀、自伤行为　与情绪抑郁或在症状影响下可能采取的过激行为有关。
（5）社会交往障碍　与担心发作而采取回避的行为方式有关。

3. 护理目标

（1）病人能表达内心感受，叙述焦虑的性质和症状；病人能适应焦虑，掌握一种或多种

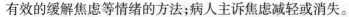

有效的缓解焦虑等情绪的方法;病人主诉焦虑减轻或消失。

（2）病人能表达内心恐惧的感受,掌握正确应对恐惧的方法;病人主诉恐惧减轻或消失。

（3）病人能叙述妨碍睡眠的原因,掌握促进睡眠的方法;病人主诉睡眠得到改善。

（4）病人能不伤害自己,恢复生活自理。

（5）病人能表达内心孤独、缺乏自信的感受;病人能够参与社交活动。

4. 护理措施

（1）安全护理

1）密切观察病人的情绪变化,注意防范病人自杀自伤行为的发生。

2）做好安全检查,避免环境中的危险物品和其他不安全因素,以防止病人在症状影响下发生意外情况。

（2）一般护理

1）做好基础护理,保证病人饮食、睡眠、排泄等生理需求的满足。

2）鼓励和督促病人加强生活自理,参加较简单、容易完成、喜欢并可以自控的活动。转移病人的注意力,减少对焦虑因素的过分关注。

（3）对症护理

1）惊恐障碍的护理:①惊恐发作时护理:护士应立即帮助病人脱离应激源或改换环境,并耐心倾听和安抚,对其表示理解和尊重;如病人表现为挑衅和敌意时,应适当限制;②间歇期间护理:运用认知干预的方法,帮助病人辨别可能诱发惊恐发作的因素;用内感性暴露的方法帮助病人减轻症状,教会病人放松技术,以便病人在急性发作时,能够自我控制;做好家属工作,争取家庭和社会的理解和支持。

2）广泛性焦虑的护理:①病人在焦虑、惊恐发作时易出现自杀自伤、不合作、冲动行为等,因而必须适当限制,加强巡视,掌握其发生规律,并预见到可能发生的后果。病人的活动应控制在工作人员视线范围内,并认真交接,必要时设专人护理,禁止其单独活动或外出,禁止其在危险场所逗留,外出时应严格执行陪伴制度;②一旦发生自杀自伤或受伤等意外,应立即隔离病人,与医生合作实施有效的抢救措施。对自杀自伤后的病人,要做好心理护理,了解其心理变化,以便进一步制订针对性防范措施;③焦虑发作时一定要陪伴在病人身旁,增加病人的安全感,以利于稳定病人的情绪;④焦虑可传播,应限制焦虑症病人与其他病人接触,并防止将医护人员的焦虑传给病人。

（4）心理护理

1）建立良好的护患关系,倾听病人诉说。

2）对病人当前的应对机制表示认同、理解和支持。

3）反复强调病人的能力和优点,不注重缺点和功能障碍。

4）在病人因躯体不适而痛苦时,酌情陪伴并帮助病人减轻或解除不适。

（5）健康指导:指导病人正确认识焦虑症的知识,认识个体特点与疾病的关系,掌握有效的应对方式,从容面对生活中可能发生的应激事件;指导家属对疾病知识的了解,配合治疗护理,给予病人适度的关心与关注,鼓励病人从事可以胜任的工作,转移注意力,从而减少焦虑程度;并做好病人出院后的家庭治疗护理,防止复发。

5. 护理评价

（1）病人的焦虑症状是否减轻或好转。

（2）病人是否能使用恰当的心理防御机制及应用技巧,减轻不适感觉。

（3）病人睡眠等基本的生理需要是否得到满足。

（4）病人是否学会控制情绪,在住院期间无意外发生。

（5）病人是否能够重拾自信,参与社交活动。

（二）强迫症病人的护理

1. 护理评估

（1）健康史:收集病人的健康资料。

（2）身体状况:评估病人有无因强迫行为而造成的身体损害,如强迫洗手导致双手皮肤皲裂等。

（3）心理 - 社会评估:评估病人有无过分谨小慎微、严格要求或追求完美的性格特点,有无反复检查、思考等痛苦的想法特点。

2. 护理诊断

（1）焦虑　与强迫观念和强迫情绪有关。

（2）睡眠型态紊乱　与强迫思维有关。

（3）潜在的或现存的自杀、自伤行为　与悲观、绝望感有关。

（4）皮肤完整性受损　与强迫性洗涤有关。

3. 护理目标

（1）病人能表达内心感受,叙述焦虑的性质和症状;病人能适应焦虑,掌握一种或多种有效的缓解焦虑等情绪的方法;病人主诉焦虑减轻或消失。

（2）病人能叙述妨碍睡眠的原因,能够掌握促进睡眠的方法;病人主诉睡眠得到改善。

（3）病人能不伤害自己,恢复生活信心。

（4）病人能在督促下参加每日的工娱治疗,转移对自我症状的注意力,学会日常皮肤护理;病人皮肤愈合。

4. 护理措施

（1）安全护理:密切观察病人的症状和情绪变化,提供安全的环境。

（2）一般护理:做好基础护理,督促病人加强生活自理,鼓励病人参加工娱治疗活动,以促进病人的心理康复。

（3）对症护理

1）睡眠型态紊乱的护理:对病人重在心理护理,帮助病人认识睡眠型态紊乱,重建规律的、高质量的睡眠模式。

2）皮肤损伤的护理:①每日对病人洗涤处皮肤的健康情况做详细的评估,并做交班记录;②让病人使用性质温和、刺激性小的肥皂,并控制水温。临睡前,在病人皮肤上涂以护肤的营养霜或药膏;③为病人制订每日的活动计划。督促病人多参加工娱活动,尽可能避免让病人在有水处停留过长时间,以减少病人洗涤的次数和时间;④营养丰富的食物有助于提高机体和皮肤的抵抗力,可以预防皮损的损伤;⑤对症状顽固者应适当的限定其活动范围和施行必要的保护。

3）潜在自杀、自伤行为病人的护理:严密观察病情变化及异常言行,及时发现自杀先兆,预防自杀、自伤行为的发生。

（4）心理护理

1）建立良好的护患关系,倾听病人诉说。

2）掌握并熟练应用行为矫正疗法等,帮助病人减轻强迫观念和强迫行为所致的痛苦体验。

3）帮助病人体验积极的生活。

（5）健康指导：指导病人正确认识强迫症的知识,认识个体特点与疾病的关系,掌握有效的应对方式,从容面对生活中可能发生的应激事件;指导病人完善个性的科学方法,寻求良好的支持系统;指导家属认识强迫症的本质,关注病人的性格培养与完善,鼓励病人积极参加集体活动与文娱活动,培养兴趣爱好,培养顺其自然的生活理念。

5. 护理评价

（1）病人的强迫症症状是否减轻或好转。

（2）病人是否能使用恰当的心理防御机制及应用技巧,减轻痛苦感。

（3）病人睡眠等基本的生理需要是否得到满足。

（4）病人是否学会控制情绪,住院期间无自杀、自伤行为的发生。

（5）病人是否停止或减少强迫洗涤,皮肤损害得到修复。

第二节　癔症病人的护理

癔症（hysteria）又称分离（转换）性障碍（dissociative［conversion］disorders）,常见于青春期和更年期,女性较多。

 工作情景与任务

导入情景：

唐阿姨,女,39岁,初中文化,汉族,已婚。平素能说会道、热心助人,但喜说三道四,人们讨厌其贫嘴饶舌,人际关系较紧张,唐阿姨觉得委屈与不满。昨日接到换岗通知,顿时暴怒、捶胸撕衣、咬人毁物、嚎哭呻吟、狂奔乱跑,至数小时后逐渐平息缓解。家属反映类似情形反复发生8年。

工作任务：

1. 请明确唐阿姨的诊断并说明诊断依据。

2. 请根据护理程序为唐阿姨提供护理。

一、癔症概述

（一）癔症的概念

癔症是指有癔症性个性基础和起病常受心理社会因素影响的精神障碍。主要表现以解离症状和转换症状为主的精神症状。解离症状表现为部分或完全丧失对身份的识别和对过去的记忆,CCMD-3称为癔症性精神症状,有自知力障碍;转换症状表现为在遭遇无法解决的问题和冲突时所产生的不快心情,以转化为躯体症状的方式出现,CCMD-3称为癔症性躯体症状,自知力基本完整。但这些症状没有可证实的器质性病变基础,并与病人的现实处境不相符,病程多反复迁延。

（二）病因及发病机制

1. 心理社会因素　癔症的发病和临床类型,与心理社会因素有关。紧张、恐惧、情绪不稳定、易接受暗示、文化水平低、迷信观念重及青春期或更年期的女性,较一般人更易发生癔症。

2. 生理机制 可能与第一信号系统或第二信号系统间的皮层和皮层下功能解离有关。

3. 心理机制

(1)躯体化作用:是通过躯体症状表达心理痛苦的病历心理过程。

(2)转换:是病人对挫折的一种适应方式。

(3)解离:指病人的一些观念和认知过程可从意识的主流中解离出去,或转为功能性症状,如遗忘及意识模糊等。

(4)暗示或自我暗示机制:可明显影响本病的发生、发展和转归。

(三)临床表现

1. 解离性障碍 起病常与精神因素密切相关,病前往往有较明显的个性缺陷。

(1)分离性遗忘:在没有器质性病变或损伤的基础上,突然丧失对某些事件的记忆,被遗忘的事件往往与病人的精神创伤有关,遗忘常具有选择性,也有部分病人表现为丧失全部记忆。

(2)分离性漫游:发生在觉醒状态下,突然的离开日常生活环境而进行的旅行。病人给人清醒正常的感觉,能自我照顾、进行简单的人际交往,有明确的目的地,有些病人甚至采取新的身份去完成旅行。往往持续几天,突然结束,若与病人深入接触可以发现其意识范围缩小、自我身份识别障碍等,且事后均有遗忘。

(3)分离性身份识别障碍:病人表现为两种或两种以上的个性交替出现,不同个性间的转换常很突然,对以往身份遗忘而以另一种身份进行日常活动,每种个性都较完整,甚至可与病人的病前个性完全对立,首次发作常与精神创伤关系密切。

(4)分离性精神病:包括分离性木僵和分离性附体障碍。

1)分离性木僵:往往发生于精神创伤或创伤性体验后,病人呈木僵或亚木僵状态,但姿势、肌张力等无明显异常,数十分钟可缓解。

2)分离性附体障碍:发病时病人的意识范围缩小,往往只局限于当前环境的一两个方面,处于自我封闭状态。常见于亡灵、神鬼附体,从言谈到举止都似被外界力量控制,这个过程是病人不能控制的,有别于迷信活动的神鬼附体。

2. 转化性障碍 病人的躯体症状没有任何可以证实的相应的器质性改变,也常与生理或解剖学原理不符。

(1)运动障碍:临床可表现为肢体瘫痪、肢体震颤、起立或步行不能、缄默症或失音症。

(2)抽搐发作:一般在受到暗示或情绪激动时突然发生,或缓慢躺倒不语不动,或翻滚扭动,或撕衣揪发、捶胸咬人,数十分钟后可自行缓解。

(3)感觉障碍:临床可表现为感觉缺失、感觉过敏、感觉异常、视觉障碍和听觉障碍。

(四)诊断与治疗

1. 诊断 《中国精神障碍分类与诊断标准》(第3版)(CCMD-3)癔症的诊断标准为:

(1)症状标准

1)有心理社会因素作为诱因,并至少有下列1项综合征:①癔症性遗忘;②癔症性漫游;③癔症性多重个性;④癔症性精神病;⑤癔症性运动和感觉障碍;⑥其他癔症形式。

2)没有可解释上述症状的躯体疾病。

(2)严重标准:社会功能受损。

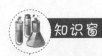

分离（转换）性抽搐发作与癫痫大发作的区别

项目	分离（转换）性抽搐发作	癫痫大发作
发作诱因	多在精神刺激之后	常无明显诱因
先兆	可以有,但内容形式多变化	内容形式刻板
发作形式	翻滚、四肢乱舞、表情痛苦、保持呼吸	症状刻板,强直期、阵挛期次序分明,呼吸停止
意识	多清楚、可有朦胧	意识丧失
持续时间	数分钟至数小时	1~2分钟（除外持续状态）
脑电图	正常	可见棘波或阵发性θ或δ波

（3）病程标准:起病与应激事件之间有明确联系,病程多反复迁延。

（4）排除标准:排除器质性精神障碍（如癫痫所致精神障碍）、诈病。

2. 治疗　分离（转换）性障碍的症状是功能性的,因此心理治疗起重要作用。

（1）心理治疗:较常用的是暗示治疗、催眠治疗、解释性心理治疗、分析性心理治疗、行为治疗和家庭治疗。

（2）药物治疗:根据病情对症选用药物。如失眠、紧张可用抗焦虑药,情感爆发、朦胧状态可选用地西泮或抗精神病药注射,以尽快恢复意识状态。

二、护理程序的应用

1. 护理评估

（1）健康史:收集病人的健康资料。

（2）身体状况:评估病人躯体功能是否正常,有无器质性躯体疾病,对病人的躯体不适主诉要分清是器质性还是功能性,以便做出正确的处理。

（3）精神方面:评估病人是否有感觉异常、躯体不适等;有无情绪爆发,是否具表演性,有无异常行为,有无痉挛发作,有无意识障碍;发作前有无诱发因素。

（4）心理-社会评估:评估病人病前性格、生活事件、应对方式、社会背景、行为自控能力等。

2. 护理诊断

（1）潜在的或现存的自杀、自伤行为　与在症状影响下可能采取的过激行为有关。

（2）有外伤的危险　与分离（转换）性障碍抽搐有关。

（3）自理能力下降　与分离（转换）性障碍运动和感觉障碍有关。

（4）不合作　与解离障碍有关。

（5）个人应对无效　与知识缺乏、无力应对压力情境有关。

3. 护理目标

（1）病人的症状减轻或消失。

（2）病人无自伤及外伤的事件发生。

（3）病人基本的生理及心理需求得到满足,舒适感增加。

（4）病人对疾病知识有所了解，配合治疗。

（5）病人的认知能力提高，学会应对方式。

4. 护理措施

（1）安全护理

1）密切观察病人的情绪变化，注意防范病人自杀自伤行为的发生。

2）做好安全检查，避免环境中的危险物品和其他不安全因素，以防止病人在症状影响下发生意外情况。

（2）一般护理

1）提供安静舒适的环境，减少外界的不良刺激。由于病人富有暗示性，不能将症状丰富的病人安排在同一病室，避免增加新的症状或使原有症状更顽固。

2）做好基础护理，保证病人饮食、睡眠、排泄等生理需求的满足；对分离（转换）性障碍瘫痪或木僵病人除做好基础护理外，需按计划进行肢体功能训练，以暗示言语鼓励病人循序渐进地加强自主功能训练；鼓励和督促病人加强生活自理。

3）安排病人参加文体活动，以娱乐性游艺为主，使病人在宽松的环境中分散注意力，避免对疾病过分关注。

（3）对症护理：病人易接受暗示，在其发作时应将病人和家属隔离，避免他人围观或过分关注病人的症状，并使用良性暗示语言帮助病人缓解症状。

1）对存在意识朦胧或漫游症的病人，应有专人看护，加强对病人的生活护理和观察，并限定其活动范围，以防被其他病人伤害，同时也不伤害其他人。防止病人发生走失、冲动等意外事件，必要时可遵医嘱给予保护性约束。

2）对失明、失聪等病人，应让其了解功能障碍是暂时的，通过检查证明其无器质性损害。暗示治疗见效时，应加强言语、听力或视力训练，以增强病人的信心。

3）运动障碍：对癔症性瘫痪病人，应讲清疾病性质，减轻其恐慌和焦虑，取得病人的配合；对病人进行定期肢体活动训练，防止其肌肉萎缩，做好生活护理和皮肤护理；同时配合医生进行暗示治疗。

4）感觉障碍：对于肢体麻木、感觉缺失的病人，应防止病人烫伤、跌伤，加强生活护理和安全护理。

5）情感爆发：当病人大哭大叫、冲动伤人、毁物时，护士应尽量避免无关人员围观，用冷静、适当的语言劝阻病人，稳定其情绪，使症状缓解。必要时报告医生给予药物治疗。

6）痉挛发作：护理过程中应避免一切激惹病人的因素，交往中言语要谨慎。当出现痉挛发作时，切忌过度关心病人，以免强化症状。应及时将病人安置于肃静、安全的地方，避免其他病人围观和当面议论，同时报告医生，配合医生做好语言及药物暗示治疗。

（4）心理护理

1）建立良好的护患关系。

2）每天定时接触病人，分析症状和不良情绪的原因和危害。

3）选择适当时机，结合检查的正常结果，使病人相信其障碍并非器质性病变所致，进而积极配合治疗。

（5）健康指导：指导病人和家属正确认识癔症发作，认识个体特点与疾病的关系，掌握有效的应对方式，从容面对生活中可能发生的应激事件；指导家属理解病人的痛苦和困境，既要关心和尊重病人，又不能过分迁就或强制；协助病人合理安排工作、生活，恰当处理与病人的关系,指导家属帮助病人恢复社会功能。

5. 护理评价

（1）病人的症状是否减轻或好转。

（2）病人是否学会控制情绪,有无自杀、自伤行为的发生。

（3）病人的生理需要是否得到满足,有无并发症发生。

（4）病人是否能使用恰当的心理防御机制及应用技巧。

（5）病人是否提高了对疾病的正确认知。

（杨 颖）

 自测题

1. 关于神经症的病因,目前比较一致的看法是

   A. 精神因素是主要的

   B. 个性特质是主要的

   C. 个性特征、精神应激因素、家庭环境与遗传等多种原因共同作用的结果

   D. 神经症是遗传所致的

   E. 家庭环境是主要的

2. 各类神经症之间的共同特征中**不包括**

   A. 起病常与病人心理、社会因素有关

   B. 起病前多具有一定的个性基础

   C. 其症状没有明确的器质性病变为基础

   D. 自知力大都良好,有现实检验能力,有痛苦感,有求治要求

   E. 有些病人可有幻听等症状

3. 焦虑症主要的临床特征是

   A. 恐怖　　　B. 焦虑情绪　　C. 抑郁　　　D. 强迫症状　　E. 疑病症状

4. 广泛性焦虑症最主要临床表现是

   A. 自由浮动性焦虑　　　　B. 静坐不能　　　　　C. 胸闷气短

   D. 对外界过于敏感　　　E. 入睡困难

5. 对惊恐障碍的临床特征描述正确的是

   A. 有明确的恐惧对象

   B. 突然出现的强烈恐惧伴有濒死感等痛苦体验

   C. 发生时意识模糊,事后无法回忆

   D. 心慌、出汗

   E. 一次惊恐发作后大多不再复发

6. **不属于**广泛性焦虑症症状的是

   A. 心悸　　　　B. 夜惊　　　C. 气短　　　D. 口干　　　E. 濒死感

7. 惊恐发作一般**不超过**

   A. 5分钟　　B. 10分钟　　C. 20分钟　　D. 30分钟　　E. 1小时

8. 对焦虑症病人的护理,**错误**的是

   A. 提供安全舒适的环境,减少外界的不良刺激

B. 密切观察病人的情绪变化,防止病人可因情绪低落出现自伤自杀行为

C. 焦虑发作时病人和家属均很紧张恐惧,安排家属陪伴在病人身旁,增加病人的安全感,以利于稳定病人情绪

D. 按医嘱给抗焦虑药,让病人明白药物的作用,观察药物疗效和药物的不良反应

E. 教会病人放松技术,使其配合进行生物反馈治疗,并明确表示有希望治愈

9. 关于强迫症的描述**不正确**的是

    A. 有强迫观念   B. 强迫观念和思想来自病人自我

    C. 有强迫行为   D. 病前癔症个性多见

    E. 有意识的自我强迫和反强迫并存

10. 以下**不是**强迫症特点的是

    A. 既有强迫观念又有强迫行为   B. 强迫行为是为了减轻焦虑

    C. 可伴有抑郁   D. 不能认识到强迫症状的不合理性

    E. 有意识的自我强迫和反强迫并存

11. 对强迫症病人的护理,**错误**的是

    A. 适当控制病人的强迫动作   B. 减少病人的工娱文体活动

    C. 鼓励病人表达其感受   D. 让病人带着症状去做自己应该做的事情

    E. 教会病人使用缓解和消除焦虑的方法

12. 癔症(分离性障碍)的特征是

    A. 妄想   B. 幻觉   C. 暗示性   D. 情感倒错   E. 象征性思维

13. 可出现意识障碍的疾病是

    A. 焦虑症   B. 强迫症   C. 疑病症   D. 癔症   E. 恐怖症

14. 对解离性障碍描述**不正确**的是

    A. 起病常与精神因素密切相关,病前往往有较明显的个性缺陷

    B. 大多数病人的症状是有意识的

    C. 发病会给旁人一种病人通过患病有所收益的感觉,如获得同情、帮助、摆脱困境等

    D. 病人可表现为遗忘了与精神创伤有关的事件

    E. 病人也可于精神创伤或创伤性体验后出现木僵或亚木僵状态

15. 病人,男,20岁。病人每次寄信时总要反复核对收信人地址,总怕写错。投信后又总是怀疑自己是否把信封好了、封口和邮票是否粘牢,自己明知没有必要,却总是无法控制这种情况的出现。该病人最可能是出现了

    A. 强迫症   B. 分离性障碍   C. 记忆障碍

    D. 焦虑症   E. 应激相关障碍

16. 病人,女,40岁,近一年来总是无原因的紧张、恐惧,似乎即将大难临头,自己明知没有必要这样担心,但却总是控制不了,常常伴有心悸、尿频、手颤。此症状是

    A. 强迫观念   B. 焦虑   C. 紧张性兴奋

    D. 思维奔逸   E. 自知力缺乏

17. 在癔症分离(转换)性障碍病人的对症护理中,以下**不妥**的是

    A. 病人易接受暗示,在其发作时避免他人围观或过分关注病人的症状

    B. 病人存在意识朦胧或漫游症时,应专人看护,限定其活动范围,防止发生伤害、

走失、冲动等意外事件

    C. 对癔症性瘫痪病人,应讲清疾病性质,不需进行肢体活动训练,不会发生肌肉萎缩

    D. 对肢体麻木、感觉缺失的病人,应防止病人烫伤、跌伤,加强生活护理和安全护理

    E. 当病人大哭大叫、冲动伤人、毁物时,护士应尽量避免无关人员围观,用冷静、适当的语言劝阻病人,稳定病人情绪,使症状缓解

(18~20题共用题干)

病人,女,30岁。每次出门时,必要先向前走两步,再向后退一步,然后才走出门,否则病人便感到强烈的紧张不安。自感无法控制而去门诊就医。

18. 首先考虑病人出现了

    A. 惊恐症   B. 焦虑症   C. 强迫症   D. 躯体形式障碍   E. 癔症

19. 病人应用舍曲林的整个治疗时间不宜短于

    A. 3个月   B. 2个月   C. 4个月   D. 5个月   E. 6个月

20. 下列属于对该病人心理方面评估的是

    A. 病前性格如何   B. 个人卫生情况   C. 皮肤情况

    D. 睡眠情况   E. 服药情况

第十章　精神分裂症病人的护理

学习目标

1. 具有良好的护士职业素质,尊重和理解病人。
2. 掌握精神分裂症的临床常见类型、表现及护理程序。
3. 熟悉精神分裂症的概念、发病机制、诊断与治疗。
4. 学会运用护理程序对精神分裂症病人开展护理。

第一节　精神分裂症概述

　　精神分裂症在成年人口中的终生患病率为 1% 左右,世界不同地区的患病率差异性较大,发达国家的平均患病率要高于发展中国家,本病好发于青壮年。

 工作情景与任务

导入情景:

　　小王,女,18 岁,大学一年级学生。近一年来,常听到侮辱及对她的贞操表示怀疑的声音,洗澡时常感到有人在偷窥,确信浴室里被安装了监视器;感觉思想受别人支配,最近听到的声音更多了,所以不去学校,只待在家中。一周前突然从自家二楼阳台跳到院子里,脚踝扭伤,并说是有人在辱骂她,并要求她跳楼谢罪。家人立即将她送到医院。

工作任务:

1. 请找出小王的主要症状并列出护理问题。
2. 针对小王的病情,制订相应的护理计划。

一、精神分裂症的概念

　　精神分裂症(schizophrenia)是一组病因未明的精神疾病,具有思维、情感、行为等方面的障碍,以精神活动和环境不协调为特征。病人一般意识清楚,智能尚好,部分病人可出现认知功能的损害。多起病于青壮年,常缓慢起病,病程多迁延,有慢性化倾向和衰退的可能,但部分病人可保持痊愈或基本痊愈状态。

二、病因及发病机制

　　关于精神分裂症的病因及发病机制迄今未能找出单一的、决定性的因素。一般认为与以下因素有关。

1. **遗传因素** 调查显示精神分裂症与遗传有关。病人近亲中的患病率要比一般人群高,在一般人群中,精神分裂症的患病率为 0.5%~1%,而在精神分裂症的亲属中则为 5%~10%,双胞胎研究发现,同卵双生的同病率是异卵双生同病率的 4~6 倍。寄养子研究发现,无论是精神分裂症家庭出生的孩子寄养在正常家庭环境中,或正常家庭环境中出生的孩子寄养在精神分裂症的家庭里,均不显著影响其发病情况,提示该病有明显的遗传倾向。

2. **生物化学因素** 主要有多巴胺(DA)功能亢进假说,即认为精神分裂症病人的脑内可能存在多巴胺功能亢进,经典抗精神病药物均是通过阻断 DA 受体发挥治疗作用的。5-羟色胺(5-HT)受体假说认为,$5-HT_{2A}$ 受体拮抗剂不仅可以减少 5-羟色胺的释放,还可减少 DA 的释放,并能使 DA 神经元放电减少。非经典抗精神病药物氯氮平、利培酮等对 5-HT 受体有较强的抑制作用。

3. **心理社会因素** 研究发现,精神分裂症病人病前有性格内向、孤僻、敏感、沉溺于幻想、与其他家庭成员关系紧张、不能融入社会等问题。此外,精神分裂症多发生在经济水平低或社会低阶层人群中,这可能与社会生活环境差、生活动荡、很难维持稳定的职业和人际关系有关。

4. **其他因素** 研究发现精神分裂症病人有明显的脑室扩大或其他脑结构异常。

三、临床常见类型及表现

(一)临床常见类型

精神分裂症早期症状不典型、不明显,当疾病发展到一定时期,根据临床症状的不同划分为如下类型:

1. **偏执型(paranoid type)** 是临床上最常见的类型,多在青壮年和中年期起病,起病较缓慢,以妄想和幻觉为主要症状。起病初期表现敏感多疑,逐渐发展成妄想。妄想内容以被害妄想、关系妄想、钟情妄想及被洞悉感为多见;幻觉以幻听为多见,内容多对自己不利;行为表现有冲动、自伤、自杀等。此型病人的个性、智力和行为的退化较轻,治疗效果较好。

2. **青春型(hebephrenic type)** 多在青年期发病,起病较急,病情进展快。临床以思维、情感、行为障碍为突出表现。病人思维内容离奇,语言内容松散、不连贯,思维破裂;情感肤浅、不协调,喜怒无常、难以捉摸;行为幼稚、愚蠢,扮鬼脸;忽视个人外表修饰,社会功能明显受损。易反复发作,预后较偏执型稍差。

3. **紧张型(catatonic type)** 多在青壮年发病,起病较急,病程呈发作性。临床以明显的精神运动障碍为特点,典型表现是病人出现紧张综合征,如木僵状态、蜡样屈曲、紧张性兴奋等。此型可自动缓解,治疗效果较其他类型好。

4. **单纯型** 较少见,青少年起病,起病缓慢,持续发展。早期似"神经衰弱"症状,如易疲劳、失眠、工作效率下降等,逐渐出现日益加重的症状如孤僻、被动、生活懒散、情感淡漠、社交活动贫乏、生活毫无目的,妄想和幻觉不明显。早期常不引起重视,较严重时才被发现,治疗效果较差。

5. **未定型** 有相当数量的病人同时存在一种以上亚型的精神症状,无法被归入以上四型的任一类型。临床上将其归入到"未定型"中。可为偏执型、青春型或紧张型的混合形式。

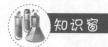

知识窗

精神分裂症Ⅰ型（阳性）与Ⅱ型（阴性）的区别

精神分裂症Ⅰ型的发病机制可能与多巴胺功能亢进有关，主要以阳性症状为主，如幻觉、妄想、冲动等，无认知功能损害，对抗精神病药物的治疗反应较好，预后良好。

精神分裂症Ⅱ型的发病机制可能与脑细胞丧失退化有关，主要以阴性症状为主，如情感淡漠、孤僻等，多伴有认知功能损害，对抗精神病药物的治疗反应较差，预后不良。

（二）临床表现

精神分裂症病人的临床表现与类型有关，且随着时间进展可能会发生变化，根据疾病的发展过程，一般可分为前驱期、活跃期、残留期（图10-1）。

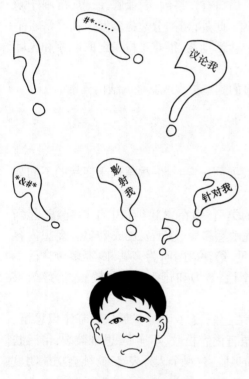

图10-1 精神分裂症示意图

1. 前驱期 此期多数病人先表现为安静、消极、内向，随病情变化出现孤僻、不注意个人卫生和修饰、行为古怪、想法离奇、沟通障碍及类神经症等不典型症状。因不迫切要求治疗，易错过最佳治疗时期，影响预后。

2. 活跃期 此期具有最典型、最突出的精神症状：

（1）思维障碍：是精神分裂症的特征性症状，可通过病人的语言和文字反映出来。护士通过与病人交谈，可以初步判断出精神分裂症的倾向。思维障碍具体表现在思维联想障碍、思维逻辑障碍、思维内容障碍和被动体验。①思维联想障碍：主要包括思维散漫、思维破裂、思维贫乏等。思维散漫指思维的目的性、连贯性障碍，对事物的叙述不能围绕主题，内容让人难以理解。严重者表现为思维破裂，听者完全无法理解，根本无法交谈。思维贫乏指语量贫乏，缺乏主动言语，表现为沉默少语，回答问题时异常简短，多为"是"或"否"，很少加以发挥。②思维逻辑障碍：主要表现在逻辑推理方面的障碍，如病理性象征性思维和语词新作。③思维内容障碍：以妄想最常见，包括被害妄想、关系妄想、钟情妄想等。可见于各个年龄层，妄想涉及的对象从最初与病人有过矛盾的某个人渐渐扩展到同事、朋友、亲人，直至陌生人。病人认为他人的一颦一笑、一举一动都暗有所指，寒暄问候、家常聊天都别有深意，严重者甚至认为连报纸杂志、广播电视的内容都与己有关。妄想的内容与病人的生活经历、教育背景有一定程度的联系。④被动体验：指病人感觉对自己的精神和躯体活动丧失了支配感，自己是受人控制的，有一种被强加的被动体验，常常描述思考和行动身不由己，还有的病人坚信自己内心所想都尽人皆知，非常痛苦。

（2）情感障碍：主要表现为情感淡漠和情感倒错。情感淡漠表现为对周围事物的态度默然、表情呆板、缺乏变化、语调平淡、缺乏肢体语言,双目茫然凝视前方,对亲人感情冷淡、漠不关心。病情严重时,对外界的任何事情均无相应的情感反应,对外界的一切刺激都无动于衷。情感倒错,为情感反应与环境不协调或与思维内容不相符合,如病人笑着诉说自己的不幸遭遇等。

(3)感知觉障碍:主要是幻觉,以言语性幻听最为常见,可为评论性、争论性、命令性幻听。也时有发生幻视、幻味、幻触、幻嗅。

(4)意志与行为障碍:主要为意志减退和紧张综合征。意志减退表现为病人的活动减少、缺乏主动性,行为孤僻、退缩,不主动与人来往,社会功能明显受损,可伴思维贫乏和情感淡漠。紧张综合征包括紧张性木僵和紧张性兴奋两种状态,两者可交替出现,此为诊断精神分裂症紧张型的主要依据。紧张性木僵病人在意识清楚的情况下,少语、少动;病重时姿势固定、不语、不动、不吃、不解大小便、对任何刺激均不起反应;严重者可出现蜡样屈曲和空气枕头。木僵病人有时可突然出现冲动行为,伤人毁物等,即紧张性兴奋,此外有的病人可出现意向倒错(吃肥皂、昆虫等)、违拗、刻板及模仿动作等。

3. 残留期 经过治疗和护理,部分病人可获临床痊愈;部分病人病程迁延,呈反复加重或恶化,最终发展为整体功能衰退。

四、诊断与治疗

(一) 精神分裂症的诊断

《中国精神障碍分类与诊断标准》(第3版)(CCMD-3)精神分裂症的诊断标准如下。

1. 症状标准:至少有下列中的2项,并非继发于意识障碍、智能障碍、情感高涨或低落,单纯型精神分裂症另有规定。

(1)反复出现的言语性幻听。

(2)明显的思维散漫、思维破裂、言语不连贯或思维内容贫乏。

(3)思想被插入、被撤走、被播散、思维中断或强制性思维。

(4)被动、被控制或被洞悉体验。

(5)原发性妄想(包括妄想知觉、妄想心境)或其他荒谬的妄想。

(6)思维逻辑倒错、病理性象征性思维或语词新作。

(7)情感倒错或明显的情感淡漠。

(8)紧张综合征、怪异行为或愚蠢行为。

(9)明显的意志减退或缺乏。

2. 严重标准 自知力障碍,并且社会功能严重受损或无法进行有效交谈。

3. 病程标准

(1)符合症状标准和严重标准至少已持续1个月,单纯型另有规定。

(2)若同时符合精神分裂症和心境障碍的症状标准,当情感症状减轻到不能满足心境障碍症状标准时,分裂症状需继续满足精神分裂症的症状标准至少2周以上,方可诊断为精神分裂症。

4. 排除标准:排除器质性精神障碍及精神活性物质和非成瘾物质所致精神障碍。尚未缓解的精神分裂症病人,若又罹患本项中前述两类疾病,应并列诊断。

(二) 精神分裂症的治疗

以抗精神病药物治疗为主,同时进行心理和社会康复治疗;根据病情需要,必要时采取电休克治疗。

1. 药物治疗 抗精神病药物治疗是目前最有效的治疗方法。药物治疗应系统而规范，强调早期、足量、足疗程、单一用药、个体化用药的原则。常见药物有两类：

（1）经典抗精神病药：又称神经阻滞剂，主要通过阻断多巴胺（DA）受体起到抗幻觉妄想的作用，按临床特点分为高效价和低效价两类。前者以氯丙嗪为代表，镇静作用强，抗胆碱能作用明显，对心血管和肝功能影响较大，锥体外系副作用较小，治疗剂量比较大；后者以氟哌啶醇为代表，抗幻觉妄想作用突出，镇静作用很弱，心血管及肝脏毒性小，但锥体外系副作用较大。

（2）非经典抗精神病药：通过平衡阻滞五羟色胺（5-HT）与多巴胺 D_2 受体，起到治疗作用，不但对幻觉妄想等阳性症状有效，对情感平淡、意志减退等阴性症状也有一定疗效。代表药物有利培酮、奥氮平、氯氮平等。

2. 电休克治疗 是一种有效的治疗方法。精神分裂症青春型、紧张型或伴明显抑郁症状的病人，若经多种抗精神病药物治疗效果不明显，宜选择电休克治疗，但需严格掌握禁忌证，以确保病人的安全。需要强调的是，禁止用电休克疗法作为威胁恐吓病人或打击报复病人的手段。电休克治疗一般疗程为 6~12 次。

3. 心理社会康复治疗 心理治疗必须成为精神分裂症治疗的一部分。对改善精神症状、提高自知力、增强治疗的依从性、稳定病情、减少复发、促进病人回归社会有极其重要的作用。急性期病人经系统、充分的药物治疗，病情明显好转时，应及时给予支持性心理治疗，提高病人的自知力，解除其思想顾虑，增强治愈疾病的信心，使其正确认识和对待家庭及工作环境中的各种心理应激。应加强病人与医护人员、社会和家庭的联系，开展社区康复治疗，以提高病人回归社会后的社会适应能力（详见第十三章）。

第二节 护理程序的应用

一、护理评估

1. 健康史 收集病人的健康资料。主要包括现病史、既往史、家族史、个人成长史等。

2. 身体状况 通过护理评估，了解病人身体状况的相关信息。包括意识状态、生命体征、卫生、饮食、排泄、睡眠情况及药物副反应等。

3. 心理 - 社会评估 通过精神检查，评估病人的思维状态、情绪情感状态、意志行为状态以及自知力等心理精神状况，评估病人的人际交往能力和社会支持系统等状况。

 知识窗

评估精神分裂症病人时的注意事项

1. 注意评估病人的感受及需求，如通过交谈发现病人存在幻听时，护士不能仅停留在幻听症状表面，应评估幻听对病人的影响，病人对幻听的感受及对这些感受的反应等。

2. 由于精神分裂症病人对自身所患疾病缺乏自知力，很难正确反映病史，所以要想全面地评估病人，就要全方位地收集病人资料，可以通过病人家属、朋友或同事收集资料，也可以借助一些心理、社会功能评估量表来测定。

二、护理诊断

1. 思维过程紊乱　与思维障碍有关。
2. 有对他人、自己施行暴力的危险　与妄想、幻听、精神运动性兴奋、缺乏自知力等有关。
3. 不合作　与自知力缺乏,对药物不良反应而产生恐惧、违拗有关。
4. 感知紊乱　与感知觉障碍有关。
5. 营养失调并低于机体需要量　与拒绝进食或自理缺陷有关。
6. 睡眠型态紊乱　与妄想、幻觉、兴奋、环境陌生、不适应、睡眠规律紊乱等有关。
7. 卫生 / 穿着 / 进食 / 如厕自理缺陷　与怪异行为、精神衰退导致生活懒散有关。
8. 社交障碍　与妄想、情感障碍等有关。

三、护理目标

1. 病人能接受治疗、配合护理,最大限度减轻幻觉、妄想症状。
2. 病人能合理控制情绪,住院期间无自杀及伤人毁物事件的发生。
3. 病人愿意配合治疗和护理,主动服药,能描述不配合治疗的不良后果。
4. 病人能主动进食,通过改变不良行为和生活方式使体重维持在正常水平。
5. 病人睡眠得到改善,睡眠时间能得到保证,并能学会一些应对失眠的方法。
6. 病人保持衣物整洁,身体清洁无异味,在一定程度上可生活自理或于协助下完成。
7. 病人对疾病的知识有所了解,主动与他人建立关系,愿意参加集体活动。

四、护理措施

(一) 安全护理

1. 严密观察,掌握病情　护士应高度重视安全护理,严格执行工作常规。密切观察病人的病情变化,重症病人(兴奋躁动、伤人毁物、自杀自伤、木僵、拒食、出走以及伴有严重躯体疾病的病人)应安置在重症监护室内,实行 24 小时专人护理。将冲动或易激惹的病人分开活动与居住。做好精神药物治疗中的护理工作,包括保证病人按医嘱服药,注意药物疗效观察及不良反应的处理等。夜间、凌晨、午间等时间以及医护人员交接班时段等较容易发生意外,护士应提高警惕,密切观察。

2. 病房的安全管理　注意病房的安全管理,监督病房设施的安全工作,勤查勤修,门窗随时上锁。禁止将玻璃制品、刀具、绳索、打火机等危险物品带入病房。病人应在医护人员的看护下使用指甲剪、针线并应及时收回。在病人入院、会客、放假出院或外出返院时应加强检查,防止将危险物品带进病房。每天整理床单位时注意检查有无积存药品、皮带、锐器等,每周做一次安全检查并做好记录。

(二) 一般护理

1. 饮食护理

(1) 了解病人不进食的原因,有针对性的采取相应的护理措施。对于有被害妄想而拒食的病人,可以采取集体进食,让病人任选饮食或者采取示范法,以解除病人顾虑;对于兴奋、行为紊乱而不知进食者,宜单独进食,以免干扰其他病人进食;对于木僵病人可进食半流食或容易消化的食物,但不宜强行喂食,必要时鼻饲;对于年老而吞咽功能差或因服用抗精神病药物出现锥体外系反应的病人,应注意防噎食;对于暴饮暴食者要严格控制入量;对于完全拒食达一日以上者,应静脉输液或予鼻饲以维持营养和提供液体。

(2)注意评估进餐后的情况,有无腹胀、腹泻等,记录进食量,每周称体重一次。

2. 睡眠护理

(1)为病人提供良好的睡眠条件,保持环境安静,温度适宜,避免强光刺激。

(2)评估病人的睡眠情况,了解病人睡眠紊乱的原因。

(3)护士夜间巡视时应注意观察病人的睡眠情况,防止病人蒙头睡觉或假寐。

3. 生活护理

(1)对于生活能自理者,制订合理的作息计划,指导并帮助病人搞好个人卫生,逐渐训练病人穿衣、进食、排便的能力和习惯,教会病人日常生活的技巧,训练其生活自理能力。

(2)对木僵等生活不能完全自理的病人,护士应做好卫生护理、生活料理。

(三)对症护理

1. 妄想状态的护理 护士应仔细观察了解病人妄想的内容、特点,关心病人并与其建立信任关系。在症状活跃期,应将病人安置在重症监护室,随时观察其情绪变化;交谈时不可贸然否定病人的妄想内容,要耐心倾听,接受病人对妄想的情感体验,否定其对妄想与幻觉内容的认知。在病情好转时及时进行治疗性沟通,帮助病人逐渐恢复自知力。

2. 兴奋状态的护理 病人在病程的每一个阶段都可能出现兴奋状态,甚至出现冲动暴力行为,尤以急性期多见。其护理原则是预防兴奋的发生,减少或避免兴奋引起的伤害,加速治疗。护士要掌握病人兴奋状态的行为特点、规律和发生攻击行为的可能性;及时预防、制止冲动行为的发生,以免造成不良后果。

3. 不合作病人的护理 护士应主动关心、体贴病人,使病人感受到被重视。护士要严格执行操作规程,做好发药到口,确保药物服下;对拒不服药的病人,除耐心劝导外,可鼻饲、肌内注射长效针剂或静脉给药。密切观察病人服药后的治疗效果和不良反应,鼓励病人表达对治疗的感受和想法,一旦出现药物副作用应及时与医生联系并处理。

4. 幻觉状态的护理 对有幻觉的病人,要了解病情,根据幻觉出现的内容、次数和时间,以及病人对幻觉所持的态度等合理安置病室,专人护理,及时阻止病人在幻觉支配下产生的伤人毁物等行为。对沉浸在病态体验中而影响日常生活的病人,应保证其基本需要,给予同情和理解,让病人感受到关心和信任。

5. 木僵状态的护理 木僵状态是较深的精神运动性抑制,病人完成丧失了自理能力和自我保护能力。因此,护士要合理安置病人,认真执行保护性医疗制度,做好生活护理,并保证病人的营养和液体的摄入,密切观察病情变化,警惕有些病人由木僵状态突然转入紧张型兴奋进而发生冲动、伤人、毁物等行为,防止病人自伤和伤人。

6. 情感淡漠病人的护理 护士要训练自己去"同感"病人的孤独、寂寞,用真诚、友善的态度关心病人,让病人感到安全和信赖。鼓励病人参与工娱治疗和体育锻炼,扩大社交范围,改善病人的社会适应能力,提高生活质量。

(四)心理护理

1. 与病人建立良好的护患关系 护士应关心、尊重并冷静、坦诚地对待病人,使病人感到自己是被重视和接纳的,以建立良好的护患关系。

2. 正确运用沟通技巧 应耐心倾听,鼓励病人说出对疾病和有关症状的认识和感受。交谈时,态度应亲切温和,给病人足够的时间回答问题,不要轻易评论妄想的内容,也不可与其争辩。运用心理咨询技巧,解决病人所面临的心理压力。

（五）健康指导

1. 对病人 使病人认识到坚持服药对防止病情复发的重要性。督促病人按时门诊复查,服从治疗,坚持服药;指导病人掌握症状复发的先兆、发现药物不良反应的方法;帮助病人建立自理模式;鼓励病人参加综合康复活动,加强工娱治疗,保持规律的生活制度,积极应对社会环境压力。

2. 对家属 指导家属学习精神分裂症的相关知识和预防复发的常识。家属应了解病情波动、复发的早期症状,以便及时就医;督促病人服药,并观察药物的不良反应;学会积极应对各种危机(冲动、伤人毁物、自伤自杀)的方法。总之,护理人员要争取获得家属、亲友的支持以及各种社会支持,以减少或消除复发因素。

五、护理评价

1. 病人的精神症状是否有缓解,自知力是否有恢复。

2. 病人在住院期间能否控制自己的情绪,有无意外事件和并发症的发生。

3. 病人能否主动配合治疗和护理,并参加工娱治疗。

4. 病人能否自行进食,营养及代谢是否发生紊乱。

5. 病人的睡眠是否改善,是否掌握几种失眠的应对方法。

6. 病人的日常生活是否能自理,或能否在协助下保持身体、衣物的整洁。

7. 病人的生活技能和社会交往技巧的恢复情况。

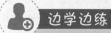

边学边练

实践6 精神分裂症病人的护理程序训练

（蓝红霞）

自测题

1. 下列症状均是精神分裂症的特征性症状,**除外**
   A. 意识障碍 　B. 思维障碍 　C. 情感障碍 　D. 行为异常 　E. 幻觉

2. 精神分裂症的主要症状为
   A. 木僵 　　　B. 行为减少 　C. 言语增多 　D. 意志增强 　E. 思维障碍

3. 精神分裂症的幻听中有暴力风险的是
   A. 评论性幻听 　　　　B. 争论性幻听 　　　　C. 命令性幻听
   D. 议论性幻听 　　　　E. 赞美性幻听

4. 下列哪项是精神疾病症状最常见且重要的症状,常与妄想伴随
   A. 注意障碍 　B. 思维障碍 　C. 意志障碍 　D. 幻觉 　　E. 智能障碍

5. 精神分裂症的幻觉症状中最常见的是
   A. 言语性幻听 　B. 幻视 　　　C. 幻嗅 　　　D. 幻触 　　E. 内脏性幻觉

6. 精神分裂症的治疗以下列哪项为主
   A. 心理治疗 　　　　　B. 碳酸锂 　　　　　C. 社会康复治疗
   D. 脱敏治疗 　　　　　E. 抗精神药物治疗

7. 精神分裂症最常见的类型为

    A. 偏执型   B. 青春型   C. 紧张型   D. 单纯型   E. 未定型

8. 精神分裂症的病因中最确切的是

    A. 遗传因素   B. 生化因素   C. 理化因素   D. 心理因素   E. 病因未明

9. 患者女性,72岁,常听到已故亲人的呼唤,让她跟着走,这是

    A. 情感障碍   B. 意志障碍   C. 思维障碍   D. 感知觉障碍   E. 记忆障碍

10. 患者男性,32岁,常常觉得周围的人笑的时候是在笑他,望他的时候是在审视他,脑子里总是出现别人对他指指点点的,这类症状属于

    A. 幻视   B. 思维迟缓   C. 思维内容障碍

    D. 意志减退   E. 情感高涨

11. 精神分裂症患者活跃期的护理诊断中,下列最迫切需要解决的是

    A. 思维过程紊乱   B. 有对他人/自己施行暴力的危险

    C. 知识缺乏   D. 躯体活动障碍

    E. 认识障碍

12. 张某,31岁,总认为有某种特殊的仪器在控制自己,此表现为

    A. 幻觉   B. 妄想   C. 错觉   D. 被动体验   E. 谵妄

13. 男,18岁,近一年来对任何事情都表现出漠不关心,爸爸骨折亦表现出事不关己的态度,继而发展成不吃、不喝、不注意个人卫生。最可能的诊断是

    A. 痴呆   B. 精神分裂症   C. 抑郁症

    D. 强迫症   E. 焦虑症

14. 李某因儿时一次生病住院,认为是有人在害他生病,因为他太优秀了,一直到现在对方仍然不放弃迫害他,这属于

    A. 谵妄   B. 意志增强   C. 思维倒错   D. 妄想   E. 情感虚构

(15~17题共用题干)

李某,男18岁,近三个月来动作明显减慢,继而发展为整天卧床,不起床,不吃饭,也不上厕所,推他也没反应,表情呆板。

15. 该患者的症状是

    A. 违拗症   B. 缄默症   C. 木僵症   D. 意志减退   E. 痴呆

16. 护理该患者时最应注意

    A. 保证患者安全   B. 保证营养   C. 做好基础护理

    D. 关心爱护患者   E. 给予鼓励

17. 护理该患者时,下列正确的是

    A. 予普食   B. 防暴力发生

    C. 不在患者旁边谈论病情   D. 给患者强刺激

    E. 每天进行肢体功能锻炼

(18~20题共用题干)

患者男性,23岁,觉得大街上人们都在关注他的一举一动,对他有敌意,回家里有人监视。常自言自语,不吃家人做的饭,对家人及周围的人漠不关心。

18. 该患者可能患有

    A. 神经症   B. 阿尔茨海默病   C. 焦虑症

D. 精神分裂症   E. 抑郁症

19. 该患者思维属于

    A. 关系妄想   B. 夸大妄想   C. 被害妄想

    D. 罪恶妄想   E. 幻觉

20. 该患者主要的护理问题是

    A. 社交障碍   B. 预感性悲哀   C. 思维过程改变

    D. 沟通缺陷   E. 穿着缺陷

第十一章　睡眠障碍病人的护理

学习目标

1. 具有良好的护士职业素养,关爱病人。
2. 掌握睡眠障碍病人的护理程序。
3. 熟悉睡眠障碍概念、临床表现类型与表现、诊断与治疗。
4. 了解睡眠障碍的病因及发病机制。
5. 学会运用护理程序对睡眠障碍病人进行护理。

第一节　睡眠障碍概述

睡眠是一种周期性的可逆的静息现象,它与觉醒交替进行,且与昼夜节律相一致,这种昼夜节律的变化是人体生物体系的重要功能之一,它为个体提供了恰当的生理及心理环境。

 工作情景与任务

导入情景:

小张,男,17 岁,高中二年级学生,多次被老师发现上课睡觉,上午前两节课最多见,身边同学提醒却效果不佳,常持续约 10 分钟,醒后自觉头脑清醒,但数十分钟后可再度入睡,甚至在站立时也能入睡,父母经老师提醒也发现小张放学后写作业时常入睡。小张表示即使晚间睡眠十余个小时,白天睡觉的意愿仍相当强烈。

工作任务:

1. 请你根据以上情景寻找出小张的主要症状。
2. 请根据小张的情况制订相应的护理措施。

一、睡眠障碍的概念

睡眠障碍(sleeping disorders)是指正常睡眠的启动和调节过程发生障碍。心理社会因素引起的非器质性睡眠与觉醒障碍,包括失眠症、原发性睡眠过多、睡行症、夜惊和梦魇等。下面介绍失眠症和嗜睡症。

二、病因及发病机制

睡眠障碍的病因与发病机制较为复杂,研究表明与下列因素有关。

1. 生物学因素 遗传、年龄因素、个性特点等素质性因素;慢性疼痛、全身瘙痒、喘息、咳嗽、夜尿、吐泻、睡前进食过多等躯体性因素;脑炎、躁狂症等神经精神疾病因素。

2. 心理性因素 失眠症最常见的原因是心理性因素,如精神紧张、焦虑恐惧、自我暗示。

3. 环境性因素 如生活习惯改变、住所更换、声音嘈杂和光线刺激等。

4. 诱发性因素 兴奋性食物如咖啡、浓茶,药物如茶碱、甲状腺素、皮质激素、抗震颤麻痹药及中枢兴奋药哌甲酯等。

三、临床常见类型及表现

(一)失眠症

失眠症是最常见的睡眠障碍,表现为持续相当长时间的对睡眠的质和量不满意,并在心理上产生恶性循环,从而使失眠持续存在。失眠症可以是单独的一种疾病,也可以是其他疾病的临床表现之一,如果没有明显的发病原因,即称为原发性失眠症。按失眠的表现形式,可分为三种类型:①入睡困难型:这类失眠受心理因素的影响较明显,情绪兴奋、紧张、焦虑、抑郁等都易造成入睡困难;②保持睡眠困难型:这类失眠表现为夜间易觉醒,或觉醒后不能再入睡。③早醒型:表现为清晨觉醒过早,而且醒后不能再入睡。(图 11-1)

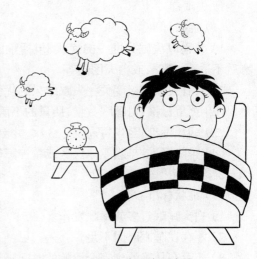

图 11-1 失眠症示意图

一些病人在入睡前感到紧张、焦虑,这种不良的情绪常造成病人对时间认知上的偏差,感到入睡前的时间非常漫长,而入睡后的时间很短暂。他们常过多地考虑如何得到充足的睡眠以及个人问题、健康状况等。醒后常感到心力交瘁,白天感到困倦、焦虑、抑郁、易激惹和对自身的过分关注,导致工作或学习效率下降,甚至影响社会功能。部分病人可有睡眠感丧失。病人由此产生对失眠的恐惧、焦虑,无法入睡,形成"失眠-焦虑-失眠"的恶性循环而使症状迁延难愈。

知识窗

世界睡眠日

睡眠是人体的一种主动过程,可以恢复精神和解除疲劳。2001 年,国际精神卫生和神经科学基金会主办的全球睡眠和健康计划发起了一项全球性的活动,将每年初春的第一天——3 月 21 日定为"世界睡眠日"。此项活动的重点在于引起人们对睡眠重要性和睡眠质量的关注。2003 年中国睡眠研究会把"世界睡眠日"正式引入中国。

国际精神卫生和神经科学基金会在每一年的世界睡眠日都有一个主题,2014 年的主题为:"健康睡眠 安全出行"。

（二）嗜睡症

嗜睡症是指在不存在睡眠量不足的情况下出现睡眠过多，或醒来时达到完全觉醒状态的过渡时间延长的情况。这种情况并不是由于睡眠不足、药物、酒精或躯体疾病所致，也不是某种精神障碍（如神经衰弱、抑郁症）症状的一部分。

睡眠过多是本病的核心症状，表现为白天睡眠时间延长，醒转时想要达到完全的觉醒状态非常困难，醒转后常有短暂意识模糊，呼吸及心率增快，常伴有抑郁情绪。有的病人可有白天睡眠发作，发作前常常有难以控制的困倦感，往往影响学习、工作和生活，病人为此感到苦恼。脑电波检查显示为正常的睡眠脑波。

四、诊断与治疗

（一）诊断

根据《中国精神障碍分类与诊断标准》第3版（CCMD-3）对睡眠障碍的诊断标准如下。

1. 失眠症

（1）症状标准

1）几乎以失眠为惟一的症状，包括难以入睡、睡眠不深、多梦、早醒，或醒后不易再睡、醒后不适感、疲乏，或白天困倦等。

2）具有失眠和极度关注失眠结果的优势观念。

（2）严重标准：对睡眠数量、质量的不满引起明显的苦恼或社会功能受损。

（3）病程标准：至少每周发生3次，并至少已1个月。

（4）排除标准：排除躯体疾病或精神障碍症状导致的继发性失眠。

2. 嗜睡症

（1）症状标准

1）白天睡眠过多或睡眠发作。

2）不存在睡眠时间不足。

3）不存在从唤醒到完全清醒的时间延长或睡眠中呼吸暂停。

4）无发作性睡病的附加症状（如猝倒症、睡眠瘫痪、入睡前幻觉、醒前幻觉等）。

（2）严重标准：病人为此明显感到痛苦或影响社会功能。

（3）病程标准：几乎每天发生，并至少已1个月。

（4）排除标准：不是由于睡眠不足、药物、酒精、躯体疾病所致，也不是某种精神障碍的症状组成部分。

（二）治疗

1. 失眠症　失眠症的治疗通常需要采取综合措施。

（1）病因治疗：寻找引起失眠的原因，消除或减少造成失眠的各种因素。

（2）心理治疗：是治疗失眠症的主要方法。如使用认知疗法矫正病人对睡眠的错误看法；使用行为疗法让病人心身放松；使用森田疗法，采纳"忽视症状，接受痛苦，顺其自然，为所当为"的理念。

（3）药物治疗：镇静催眠药可作为治疗失眠症的辅助手段，建议短期使用，避免长期用药，一般以1~2周为宜。常用催眠药物主要为苯二氮䓬类，其可缩短入睡潜伏期，减少夜间醒转次数。该类药物分为超短效、短效、中效和长效。使用时，应根据睡眠障碍的情况来选择类型，入睡困难者应选用超短效类药物作为催眠用；夜间易醒者可用短效或中效药物，以加深睡眠;早醒者则使用中至长效类药物,可起到延长睡眠的作用;对于顽固性失眠病人,药物治疗与心理治疗的联合使用,可帮助病人找到睡眠的感觉;对于慢性失眠病人,长期用药则疗效减弱,还可导致药物依赖。

课堂讨论

数绵羊数可以入睡吗?

小张,女,高中三年级学生,再过两个月就要高考了。父母每天都会问她,最近考试了吗,考得怎么样啊?她感觉压力很大,每晚都辗转反侧,难以入睡,白天精神不佳,上课很难集中注意力。为此,她尝试了很多方法改善睡眠,数绵羊数到5000只也睡不着,睡前喝热牛奶也不能入睡……一次偶然机会,医生告诉她不用太在意睡眠时间,即使晚上睡眠时间较少,也不会影响第二天的学习,重要是心情要放松。于是,小张不再那么关注她的睡眠,也就顺其自然地睡着了。

请讨论小张失眠的原因,分析她是如何改善睡眠的。

2. 嗜睡症 嗜睡症主要为对症治疗。首先消除发病的诱导因素,可适当给予中枢神经兴奋药,如哌甲酯、苯丙胺、匹莫林等,药物从小剂量开始,症状改善后及时停药。其次可辅以支持疗法和疏导疗法,以达到治疗和预防疾病的目的。白天主动安排短时小睡,可减少甚至终止嗜睡症发作。

第二节 护理程序的应用

工作情景与任务

导入情景:

王大爷,68岁,失眠10多年。经常处于一种入睡困难的状态,几乎要到下半夜才能睡着,也往往只能睡两三个小时;或者睡着后一有动静就醒,整夜不停地做梦,似睡非睡,睡眠质量差。严重时整夜不能入睡,白天容易疲劳、浑身没劲、头昏、心慌气短、胸闷、记忆力减退。长期依靠药物来帮助入睡,已产生依赖性和成瘾性,胃部不适和肝功能的损伤。临床诊断:失眠症。

工作任务:

1. 解释王大爷临床诊断的依据。
2. 请制订王大爷恢复正常睡眠的护理方案。

一、护理评估

1. 健康史 收集病人的健康资料。主要包括个人史、家族史以及社会、文化、教育情况等,有无患过其他躯体疾病及治疗情况。
2. 身体状况 包括:①睡眠异常表现:评估有无早醒、入睡困难、睡眠维持困难,以及睡眠时数、入睡方式、深度,使用药物的情况。必要时可用匹茨堡睡眠质量指数量表(PSQI),评定病人最近 1 个月的睡眠质量;②主观睡眠质量:评估病人失眠的原因、诱发或加重失眠后果的不良原因、对睡眠的不现实期望等;③有无自主神经症状:心慌、胸闷、胃胀气、消化不良等;④多导睡眠监测仪(PSG),可以客观评价病人的睡眠质量、进入睡眠时间、睡眠效率及睡眠各期的情况。

3. 精神症状评估　包括:①是否有焦虑、恐惧、抑郁等精神症状;②评估对睡眠的认知,对睡眠时间与质量是否有过高的期望值等;③有无其他精神障碍。

4. 心理 - 社会评估　包括:①有无诱导失眠的社会事件,如工作的调动、负性生活事件等;②性格特征:是否有敏感、多疑,对事物要求完美等特点;③生活习惯:有无不良的生活习惯与不良的睡眠卫生习惯,如经常吸烟、饮酒、饮浓茶、饮咖啡的习惯。

知识窗

青少年睡眠不足,影响正常发育

　　现代研究认为,青少年的生长发育除了受遗传、营养、锻炼等因素影响外,还与生长素的分泌有一定关系。由于生长素的分泌与睡眠密切相关,即在人熟睡后有一个大的分泌高峰,随后又有小的分泌高峰,而在非睡眠状态,生长素分泌减少。所以,青少年要发育好,长得高,睡眠必须充足。

二、护理诊断

1. 睡眠型态紊乱　与心理社会因素、睡眠环境改变、药物影响等有关。
2. 疲乏　与失眠、异常睡眠引起的不适状态有关。
3. 焦虑　与睡眠型态紊乱有关。
4. 无能为力感　与长期处于失眠或异常睡眠状态有关。
5. 绝望　与长期处于失眠或异常睡眠状态有关。

三、护理目标

1. 病人能认识失眠的原因,逐渐学会消除这些因素,在护士的指导下重建规律的、有质量的睡眠模式。

2. 病人能认识到焦虑情绪是引起疲乏的主要原因之一,能在疲乏时坚持从事日常活动,以保证夜间睡眠质量,即进入白天日常活动 - 夜间上床睡觉的循环规律。

3. 病人能通过谈话、书写、绘画等方式表达焦虑情绪,学会缓解焦虑的行为疗法。

4. 病人能通过与护士、家属交谈等方式表达内心的感受,消除任何消极、放弃或自我伤害的想法。

四、护理措施

(一)针对失眠的护理

对失眠病人重在心理护理,即通过各种心理护理措施,帮助病人认识失眠,纠正不良睡眠习惯,重建规律的、高质量的睡眠模式。

1. 心理护理

（1）建立良好的护患关系：是实施心理护理的基础。

（2）消除失眠的诱因：病人的失眠原因各不相同，护士应帮助病人了解自身失眠的主要原因并指导其解决方法。

（3）支持性心理护理：通过倾听、同理、陪伴等支持性心理护理技术，让病人感到被接纳、被理解。

（4）认知疗法：失眠病人多有这样的认知，即"我今天又要睡不着"，这种不自觉的认知会产生焦虑、紧张的情绪。护士应针对病人的认知进行治疗：①对睡眠保持符合实际的期望；②白天发生的不愉快不归咎于失眠；③不试图入睡；④不给睡眠施加压力；⑤一夜睡不好后不会悲观；⑥学会接受睡眠缺失的后果。引导病人正确认识睡眠，以正确的态度对待失眠，解除心理负担，消除恶性循环状态。

（5）森田疗法：其理念是"顺其自然，为所当为"。就是让病人坦然接受失眠，不和失眠做抗争。因病人对睡眠越关注，失眠就会越严重。只要不去关注它，失眠引起的情绪会在规律化的生活中不知不觉地消失，睡眠也就逐渐恢复正常。

2. 睡眠知识宣教　①生活规律：睡眠的时间尽量固定；②营造最佳的睡眠环境：选择合适的寝具，避免噪声干扰、光线过亮等；③白天多在户外活动，接受太阳照射；④睡前两小时避免易兴奋的活动，如看刺激、紧张的电视节目，进食浓茶、咖啡等兴奋食品；用熟悉的物品或习惯帮助入睡；使用睡前诱导放松的方法如腹式呼吸、肌肉松弛法等，帮助病人有意识地控制自身的心理生理活动，降低唤醒水平；⑤正确使用镇静催眠药物。

3. 重建规律的、有质量的睡眠模式

（1）刺激控制训练：属于行为疗法的一种，是帮助失眠病人减少与睡眠无关的行为和建立规律性睡眠——觉醒模式的手段。要求病人：把床当作睡眠的专用场所，如没有睡意应立刻起床到另一个房间，直到有困意才上床；无论夜间睡眠质量如何，都必须按时起床；避免白天睡觉，目的是形成对床的条件反射。

（2）睡眠定量疗法：主要目的是使病人减少在床上的非睡眠时间，增加有效的睡眠时间。具体做法：如病人每晚在床上的时间是 9 小时，但实际睡眠时间为 5 小时，则通过推迟上床和提前起床来减少病人在床时间至 5 小时；然后将病人上床睡眠的时间每周增加 15 分钟，每天早晨固定时间起床，保证在床上的时间至少有 85%~90% 是用于睡眠的。该方法可使轻度病人不断改善，获得较好的睡眠。

（3）其他疗法：①矛盾意向训练：说服病人强迫自己处于清醒状态。如失眠者试着不睡，减少了为了入睡做出的过分努力，其紧张焦虑的情绪会因此逐渐减轻，失眠症状也就随之改善；②暗示疗法：适合于暗示性较强的失眠症病人，可选用某些营养药物作为安慰剂，配合暗示性语言，诱导病人进入睡眠；③放松疗法：指导病人进行渐进性肌肉放松、生物反馈、想象放松等。

4. 用药指导　失眠病人常常自行用药，造成药物耐受和药物依赖。护士应指导病人用药，切忌自行选药和随意停药；用药时不可同时饮酒，以防止增加药物成瘾的危险性。

（二）其他睡眠障碍的护理

对嗜睡症等睡眠障碍病人的护理，主要是保证病人症状发作时的安全，消除或减轻发病的诱发因素以减少发作次数，以及消除病人和家属的恐惧心理。

1. 保证病人安全　嗜睡症病人要避免从事可能因突然进入睡眠而导致意外发生的活

动和工作,如开车、高空作业等。应增强病人和家属的安全意识,防范意外发生。

2. 消除心理恐惧 影响病人生活的往往不是疾病本身,而是对疾病不了解所产生的惧怕、恐慌心理。因此,护士要及时对病人及家属进行睡眠知识宣教,帮助他们认识睡眠障碍的实质、特点和发生原因,纠正他们对睡眠障碍的错误认识,消除恐惧心理,客观面对疾病。

3. 减少发作次数 帮助病人和家属认识疾病的诱发因素,尽量减少可能的诱因,如饮酒、睡眠不足等。建立规律的生活,避免过度疲劳和紧张,白天定时小睡,减少心理压力;发作频繁的病人可在医生指导下服用药物,以减少发作次数。

五、护理评价

1. 病人失眠的原因是否消除。

2. 病人对睡眠和睡眠障碍的知识是否了解。

3. 病人是否掌握几种行为疗法来缓解焦虑和对失眠后果的恐惧。

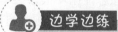

边学边练

实践7 睡眠障碍病人的护理程序训练

4. 当失眠再次发生时病人是否能够正确对待,并采取相应的措施改善睡眠。

5. 病人对自己的睡眠时间和睡眠质量是否满意。

(谭迪明 杨 颖)

自测题

1. 成年人最佳的睡眠时间为
   A. 3~5小时　　B. 4~6小时　　C. 5~7小时　　D. 6~8小时　　E. 7~9小时

2. 失眠症的主要治疗方法是
   A. 消除诱因　　B. 消除病因　　C. 睡眠宣教　　D. 药物治疗　　E. 心理治疗

3. 失眠症和嗜睡症的主要护理问题是
   A. 焦虑　　　　　　　　B. 疲乏　　　　　　　　C. 绝望
   D. 睡眠型态混乱　　　　E. 无能为力感

4. 睡眠障碍**不包括**
   A. 适应性失眠　　　　　B. 矛盾性失眠　　　　　C. 白天过度睡眠
   D. 心理生理性失眠　　　E. 其他疾病引起的失眠

5. 最常见的睡眠障碍是
   A. 失眠症　　B. 嗜睡症　　C. 猝倒症　　D. 睡眠瘫痪　　E. 睡眠不足

6. 失眠可引起
   A. 糖尿病　　　　　　　B. 高血压　　　　　　　C. 冠心病
   D. 焦虑、抑郁　　　　　E. 精神分裂症

7. 患者女性,20岁,白天总是竭力维持醒觉状态,但无能为力,在进餐、走路时也能入睡,该患者的症状是
   A. 猝倒症　　　　　　　B. 嗜睡症　　　　　　　C. 睡眠瘫痪
   D. 发作性睡病　　　　　E. 睡梦中呼吸停止

8. 下列**不属于**失眠症状的是

A. 难以入睡   B. 睡眠不深   C. 多梦、早醒

D. 自感睡眠不足   E. 醒后不易再睡

9. 镇静催眠药可作为治疗失眠症的辅助手段,短期使用,避免长期用药,一般以多长时间为宜

A. 1~2周   B. 2~3周   C. 3~4周   D. 4~5周   E. 5~6周

第十二章　阿尔茨海默病病人的护理

学习目标

1. 具有高度的同情心和责任心,关爱病人。
2. 掌握阿尔茨海默病病人的护理程序。
3. 熟悉阿尔茨海默病的概念、临床表现、治疗与诊断。
4. 了解阿尔茨海默病的病因及发病机制。
5. 学会阿尔茨海默病病人的护理程序训练。

第一节　阿尔茨海默病概述

阿尔茨海默病由德国精神病理学家阿尔茨海默首次报道一例 51 岁的女病人而得名。本病起病隐缓,病程呈进行性,病因迄今未明。它是导致老年前期和老年期痴呆的首要原因。

工作情景与任务

导入情景:

李先生,70 岁,原大型私企老总,65 岁正式退休。刚退休时,每天花几个小时读书看报、打高尔夫球、海滩散步。这样的闲暇生活过了 3 年之后,李先生渐渐变得健忘,出门找不到回家的路,甚至认不出自己的妻子。医生诊断他患了阿尔茨海默病。

工作任务:

1. 请你设计一个适合李先生的护理方案。
2. 解释你设计的护理方案的理由。

一、阿尔茨海默病的概念

阿尔茨海默病(Alzheimer disease,AD)是一种中枢神经系统原发性退行性变性疾病,主要临床相为痴呆综合征。

二、病因及发病机制

目前,AD 的病因假说和发病机制主要有四种。

1. 遗传因素　从家系调查、孪生子以及遗传病学的调查资料显示,AD 具有一定的家族聚集性,遗传因素起了重要作用;其中,第 14、19 和 21 号染色体与 AD 有关。早发型 AD 基因座分别位于 21 号染色体、14 号染色体,迟发型 AD 基因座位于 19 号染色体,可能致病基因为载脂蛋白 E 基因。

2. 免疫因素　在免疫学研究中,有学者发现 AD 病人的免疫功能比正常人低,因为 $T8^+$ 抑制淋巴细胞、白细胞介素 -I 产生减少。而且,AD 病人脑脊液和脑组织中还有高浓度的抗原性异常蛋白 AL_z68,该蛋白是神经纤维结的一种主要成分。

3. 病毒因素　无论在临床表现,还是大脑病理改变方面都与已知的慢性病毒所致的克 - 雅综合征有许多相似之处。

4. 中毒因素　早期研究发现 AD 病人的铝及硅含量较正常老人高;在中毒因素中研究最多的是铝中毒,当兔子暴露于铝的中毒剂量时,其中枢神经系统会出现神经元纤维缠结。

5. 神经生化因素　AD 病人还存在广泛胆碱能神经元变性和脱失、脑中乙酰胆碱及其合成酶水平低下,尚有蓝斑、缝际核神经元脱失,皮质和海马的去甲肾上腺素和 5- 羟色胺含量也减少(图 12-1)。

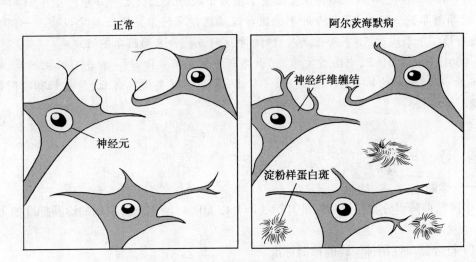

图 12-1　阿尔茨海默病神经元病变示意图

三、临床特点

多隐匿起病,呈慢性进行性病程,总病程一般为 2~12 年,通常可将病程分为三期,但各期间可存在重叠与交叉,并无截然界限。临床表现为持续进行性的记忆、智能障碍,伴有言语、视空间技能障碍、个性改变及心境障碍。

1. 记忆障碍　为本病的首发症状。如经常失落物品,遗忘已允诺的事情,严重时连家中有几口人、他们的姓名都不能准确回忆。早期症状还有视空间和定向能力障碍,如在熟悉环境中迷路,找不到自己家门,不能临摹较简单的立体图形等。

2. 智能障碍　全面的智力减退。包括理解、推理、判断、抽象、概括和计算等认知功能减退。首先是计算困难,逐步出现思维能力迟缓,不能进行抽象思维,最后完全丧失生活能力。

3. 言语障碍　最早的言语障碍是自发言语空洞,用词不当,也可出现阅读和书写困难、进而命名困难。进一步发展为语法错误、错用词类、语句颠倒,甚至失语。

4. 失认失用　不认识自己的亲朋好友,不能认识镜中自己的形象,如对着镜子问"你是谁",不能正确完成系列动作及自体部位觉缺失,甚至洗漱、穿衣等基本生活料理也越来越困难。

5. 个性改变　尚可有性格改变,缺乏羞耻及道德感;或是既往个性特点的发展极端偏离;或是个性与病前反差极大,如不注意个人卫生,常收集废纸杂物并视作珍宝。病情严重时甚至当众裸体等。

6. 精神症状　有的病人早期以情感障碍为主,表现为躁狂或抑郁症状,可有焦虑、易激惹等表现,易被误诊为功能性精神病。部分病人因急性精神创伤、更换环境或躯体疾病,在其病程中精神症状急剧恶化,发生意识模糊或谵妄状态,伴有错认和幻觉、妄想等。如能去除病因,妥善处理,则意识可恢复正常,但仍遗留有一定个性改变和智能障碍。

知识窗

9月21日"世界阿尔茨海默病日"

1994年国际老年痴呆协会在英国爱丁堡第十次会议上确定将每年的9月21日定为"世界阿尔茨海默病日"。1906年德国神经病理学家阿尔茨海默首次报告了一例具有进行性痴呆表现的51岁女性病人,1910年这种病被命名为阿尔茨海默病。

2001年9月21日,中国首次举办"世界老年性痴呆宣传日"。纪念日的主题是:诊断痴呆:有效帮助的第一步。早发现、早诊断、早治疗是关键。自此,历年都有不同的主题。

四、诊断与治疗

(一)诊断

《中国精神障碍分类与诊断标准》(第3版)(CCMD-3)阿尔茨海默病的诊断标准如下。

1. 症状标准

(1)符合器质性精神障碍的诊断标准。

(2)全面性智能损害。

(3)无突然的卒中样发作,疾病早期无局灶性神经系统损害的体征。

(4)无临床或特殊检查提示智能损害是由其他躯体或脑的疾病所致。

(5)其他高级皮层功能受损,可有失语、失认、失用或人格改变等。

(6)尸解或神经病理学检查有助于确诊。

2. 严重标准　日常生活和社会功能明显受损。

3. 病程标准　起病缓慢,病情发展虽可暂停,但难以逆转。

4. 排除标准　排除脑血管病等其他脑器质性病变所致的智能损害、抑郁症等精神障碍所致的假性痴呆、精神发育迟滞,或老年人良性健忘症。

(二)治疗

目前尚缺乏特殊的病因治疗措施,一般生活上的照顾和护理极为重要。尽量督促病人自己料理生活,鼓励病人参加适当活动,以减缓其精神衰退。避免让病人单独从事有可能发生危险的活动。对卧床的病人要严防发生压疮、合并感染和骨折等。

1. 药物治疗　用于改善认知功能和促进脑部代谢,常用药物有:氯酯醒、吡硫醇(脑复新)、核糖核酸、氧化麦角碱、石杉碱及胆碱前体二甲氨乙醇等,以及钙通道阻滞药,如氟桂利嗪(西比灵)、尼莫地平等。

2. 对症治疗 一般不需服用抗精神病药物,如有精神兴奋或抑郁、行为紊乱而难以管理者,可给少量神经阻滞剂或抗焦虑或抗抑郁药物,但需注意副反应,当症状改善后,宜及时停药。

知识窗

辅助诊断的心理学检测

1. 简易智力状况检查(MMSE):内容简练,测定时间短,易被老人接受,是目前临床上测查本病智能损害程度最常见的量表。

2. 长谷川痴呆量表(HDS):共11项内容,简单易行,对痴呆的早期诊断很有帮助。该量表经我国学者修正后,已适合中国国情,在我国应用较多。

3. 日常生活能力量表(ADL):可用于评定病人日常生活功能的损害程度。该量表内容有两部分:一是躯体生活自理能力量表,二是工具使用能力量表。

第二节 护理程序的应用

一、护理评估

采用交谈、观察、身体检查及查阅病历记录、诊断报告等方式,收集有关病人目前健康状况的主客观资料。

(一)评估主观资料

1. 一般情况 评估病人有无意识障碍以及意识障碍的程度;有无定向力障碍;与周围环境的接触情况,对周围的事物是否关心;主动接触及被动接触状况;合作情况;日常生活情况,如睡眠、衣着、饮食、大小便、月经情况,以及自理能力等。

2. 认知活动 评估病人有无错觉、幻觉;病人的思维活动情况,有无妄想;了解病人的注意力和记忆力状况;智能方面有无智能减退或痴呆;评估病人对自己精神症状的认识能力。

3. 情感活动 可通过交谈启发了解病人的内心体验,观察病人有无情绪低落、焦虑、忧郁、紧张、恐惧;观察其对周围环境的反应能力如何,以及有无情绪不稳、易激怒等。

4. 意志力行为活动 观察病人有无情绪躁动、吵闹不休,甚至冲动、伤人或自伤等行为;将病人发病前后的个性加以比较,以了解病人有无个性改变。

(二)评估客观资料

1. 躯体状况 评估病人的意识状态、生命体征、全身营养状况、睡眠状况、饮食状况、排泄状况、生活自理状况等。

2. 精神症状及认识状况 评估病人有无自知力,以及自知力损害程度。

3. 社会心理状况 评估病人的家庭环境、各成员之间关系是否融洽、病人在家中的地位、经济状况、受教育情况及工作环境、社会支持系统。病人能否坚持正常工作,与同事家人能否正常相处。

4. 既往健康状况 评估病人的患病史、家族史、药物过敏史。

5. 以往治疗情况 了解病人的用药情况、药物不良反应等。

6. 实验室及其他辅助检查 评估病人常规化验、特殊检查结果。

二、护理诊断

1. 意识障碍 与脑部变性改变有关。

2. 有受伤/暴力行为的危险 与幻觉、错觉、意识障碍、环境危险性识别能力下降有关。

3. 言语沟通障碍 与认知功能受损、理解能力减弱、失读、失语有关。

4. 生活自理缺陷 与认知能力的丧失、痴呆、意识障碍有关。

5. 睡眠形态紊乱:入睡困难、睡眠规律颠倒等 与脑部病变有关。

6. 有感染的危险 与体质虚弱、生活自理能力差有关。

7. 潜在并发症:窒息、外伤、抗精神病等药物不良反应。

三、护理目标

1. 病人能维持基本生理功能,意识障碍改善。

2. 病人能保持规律的生活起居,能识别危险,减少或不发生伤人或自伤行为。

3. 病人能保持现存的智能,维持最佳功能状态,能有效的沟通。

4. 病人能参加力所能及的自我料理。

5. 病人能保证规律的睡眠,提高睡眠质量。

6. 病人减少或不发生感染情况。

7. 病人不发生潜在并发症。

四、护理措施

阿尔茨海默病的护理原则:根据病人的自理能力提供不同程度的照护(完全照护,协助/部分照护);维持病人现有的日常生活能力;帮助病人养成基本的生活习惯;进行难度适宜的智力与功能训练;鼓励病人,避免责备与争执。

课堂讨论

肖先生和他的太太

肖先生65岁那年被确诊患了阿尔茨海默病,之后把冰箱叫成电视,媳妇叫成孙女,再后来在家一刻也待不住,疯狂往外跑,一跑就迷路。

肖太太想尽了各种办法,包括把门反锁,出门就绳子拉着,可肖先生总能找到"间隙"溜出去。面对肖先生的各种表现,肖太太一直没放弃,寻医问药、按摩、热敷、康复治疗。但肖先生的阿尔茨海默病还是越来越严重,甚至到了不动、不说、不吃的状态。肖太太为了让老伴不得压疮,定时给其翻身、洗澡,一日三餐都为老伴精心准备,为预防老伴肌肉萎缩,总是不断揉腿等。患病5年了,在医生看来肖先生的疾病发展是缓慢的,其中家属的照护起了很大的作用。

1. 请列出肖先生在疾病发展中出现的护理问题。

2. 肖太太在照护肖先生中做了哪些值得推广的工作。

（一）安全护理

1. 病房环境简单舒适安全 将病人的日常用品放在固定处,便于使用。地面防滑,禁止病人穿拖鞋或塑料底鞋;台阶、走廊、厕所应设有扶手,防跌倒;为长期卧床的病人加床档或用低矮床铺。定时检查病房设施,确保病房内无危险物品,防止病人出现自伤或伤人。

2. 建立病人的安全感 对有妄想、幻觉、易激惹的病人进行各项护理操作时尽量一次性完成,避免反复多次刺激病人。

（二）一般护理

1. 协助、指导病人料理生活 对阿尔茨海默病病人要尽量保持规律性的生活方式,作息时间相对固定,以便记忆。指导或协助病人晨晚间及日常沐浴、更衣、如厕等;保持清洁,防止感染。鼓励病人保持现存的自理能力,力所能及地做好自我护理。有充足的时间让病人完成生活自理项目,并尽可能的与其家庭日常生活保持一致。

2. 饮食护理 结合原发疾病的情况,为病人提供易消化、营养丰富的软食或半流食,对不知饥饱、抢食的病人要控制进食量及速度。要防止病人口腔肌肉运动不协调而致误吸,必要时鼻饲流质,进餐时有专人观察,对进食困难者予以协助,谨防噎食。

3. 大小便护理 嘱病人定时排便,保持大便通畅,及时处理便秘、尿潴留;对认知障碍而不能自行管理排便的病人,每日定时送其到卫生间,帮助病人认识并记住卫生间的标志和位置,训练病人养成规律的排便习惯。

4. 睡眠护理 为病人创造安静良好的睡眠环境,避免因光线不足而使病人产生错觉或感到恐惧不安;对有谵妄状态、有恐惧性错觉或幻觉的病人,护士应陪伴病人;对表现为睡眠规律颠倒的病人,增加其日间活动时间,以保证夜间睡眠,做好睡眠记录。

（三）对症护理

1. 定向力障碍的护理 对病人进行定向能力的训练,增加病人的现实定向感,及时纠正或提醒其准确的人、时间、地点的概念。病房设置大指针的时钟和以日期分页的日历,有助于病人对时间的认识;必要时用大而明显的标志标明常用的生活用品。鼓励病人读报或收听广播电视节目,以保持或促进病人对新事件的兴趣。

2. 意识障碍的护理 对病人应采取专人护理,防止意外发生,必要时可用约束带暂时保护。做好口腔护理,定时翻身拍背,防止发生坠积性肺炎和皮肤受损。对有精神症状的病人应限制其活动范围,并给予药物控制,加强保护,以免发生意外。

3. 语言沟通障碍的护理 加强与病人的沟通,及时了解病人的需求以及病情的动态变化。与病人沟通交谈时声音要稍大,速度要放慢,重复重点,简单易懂,多谈使病人有兴趣的话题,如家庭、爱好等。对病人因记忆减退而说后忘记,护士要理解并耐心地提供正确信息,必要时给病人使用辅助器材,如助听器、小卡片等。

（四）心理护理

1. 护士应帮助病人尽快熟悉环境和适应病后所需的生活方式。关心病人,耐心做好安慰、劝导等护理工作,给予心理支持,使其能够配合治疗和护理。鼓励病人表达自己的想法和需要,给予他们发泄感情和悲伤的机会,从而减轻病人的焦虑、恐惧和抑郁等心境障碍的程度。

2. 帮助病人确认现实环境的地点、人物、时间,以维持对现实的辨识能力。

3. 协助和指导病人适应个人的健康情况,以及尽快适应病后的生活方式。为病人提供每日社会活动的信息,增加其兴趣,并帮助病人参与适合其认知水平的社会活动。鼓励病人与社会接触,培养有益于身心健康的爱好或学习新的技能,使其最大限度地保持和恢复现存的沟通能力和社会功能。鼓励病人在能力范围内自我料理个人生活,并有计划地进行生活能力的教育、培养和康复训练。

(五) 健康指导

指导家属掌握观察病情的方法和如何训练生活技能,调动病人家庭和社会的支持系统,社区、家庭支持对病人疾病的康复是非常重要的。照顾阿尔茨海默病病人的场所,最理想的是在病人的家里。由熟悉的人来照顾,对病人而言是相当有益的,但会给家庭带来长期的经济及精神压力。若阿尔茨海默病严重到生活不能自理,则需要住进特殊养护机构,由专业医疗人员照顾。

五、护理评价

1. 病人能否维持基本生理功能,意识障碍是否改善。

2. 病人能否保持规律的生活起居,能否识别危险,有无伤人或自伤行为。

3. 病人能否保存现存的智能,能否进行有效的沟通。

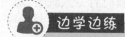

边学边练

实践 8 阿尔茨海默病病人的护理程序训练

4. 病人能否参与力所能及的自我料理。

5. 病人能否保证规律的睡眠,睡眠质量有无提高。

6. 病人有无感染情况的发生。

7. 病人有无潜在并发症。

(郭亚恒)

自测题

1. 有关阿尔茨海默病的描述,**不正确**的是
   A. 有记忆障碍和全面的智能减退 　　B. 是老年期痴呆中最主要的疾病之一
   C. 早期可出现个性改变 　　D. 早期可出现幻觉妄想
   E. Hachinski 缺血评分量表 <6 分

2. 对阿尔茨海默病病人治疗**不妥**的是
   A. 一般生活上的照顾和护理极为重要
   B. 尽量多地照顾病人的生活起居
   C. 鼓励病人参加适当活动
   D. 避免让病人单独从事有可能发生危险的活动
   E. 对卧床的病人要严防发生压疮、合并感染和骨折

3. 用于改善阿尔茨海默病病人认知功能和促进其脑部代谢的常用药物**不包括**
   A. 氯酯醒 　　B. 脑复新 　　C. 核糖核酸 　　D. 氧化麦角碱 　　E. 硝酸甘油

4. 对新入院的阿尔茨海默病病人,采取的护理措施中**错误**的是
   A. 和病人沟通语言应清晰、简练,一次没听懂,应耐心重复
   B. 病人回忆出现错误并坚持己见时,要坚持说服其接受正确的观点
   C. 多帮助病人回忆往事,锻炼记忆力

D. 保持病室安静,尽量避免一切噪声

E. 有技巧地为病人提供安全保护,防止病人产生被监视和隔离的感觉

5. 护士指导阿尔茨海默病病人的家庭护理要点,以下**错误**的是

    A. 为防止病人将家中贵重物品扔掉,应将其收好

    B. 为防止病人走失,老伴在他衣服上写名字和家中电话

    C. 老伴尽量让病人自己刷牙、洗脸、穿衣、吃饭

    D. 为防止病人走失,老伴不让其外出,把他整日关在家里

    E. 密切观察病人有无发热和痛苦表情,防止因病人反应迟钝延误病情

6. 阿尔茨海默病的首发症状是

    A. 记忆障碍   B. 智能障碍   C. 言语障碍   D. 失认失用   E. 个性改变

7. 预防阿尔茨海默病下列**不正确**的是

    A. 勤动脑   B. 多运动   C. 多饮酒   D. 戒烟   E. 吃食物多咀嚼

8. 下列**不属于**阿尔茨海默病病人客观资料的是

    A. 意识状态   B. 生命体征   C. 营养状况

    D. 睡眠状况   E. 病人有无情绪低落

9. 对阿尔茨海默病病人进行饮食护理时,下列**不妥**的是

    A. 为病人提供易消化、营养丰富的软食或半流食

    B. 对不知饥饱抢食的病人,按病人意愿进食

    C. 为病人提供整洁、舒适的进餐环境

    D. 进食时,做好卫生处置,病人颌下垫餐巾,避免因食物外流污染衣物

    E. 防止病人口腔肌肉运动不协调而致误吸,必要时鼻饲流质

10. 对阿尔茨海默病病人大小便护理**错误**的是

    A. 观察病人大小便情况,嘱病人定时排便

    B. 保持大便通畅

    C. 及时处理便秘、尿潴留

    D. 帮助病人认识并记住卫生间的标志和位置

    E. 不用刻意训练病人养成规律的排便习惯

11. 对阿尔茨海默病病人睡眠护理**不妥**的是

    A. 为病人创造安静良好的睡眠环境

    B. 睡眠期间,关闭所有光源

    C. 对有谵妄状态、有恐惧性错觉或幻觉的病人,护士应陪伴病人

    D. 对表现为睡眠规律颠倒的病人,增加日间活动时间,保证夜间睡眠

    E. 做好睡眠记录

12. 对阿尔茨海默病病人定向力障碍的护理**不妥**的是

    A. 对病人进行定向能力的训练

    B. 无须纠正或提醒其准确的人、时间、地点的概念

    C. 病房设置大指针的时钟和以日期分页的日历

    D. 必要时用大而明显的标志标明常用的生活用品

    E. 鼓励病人读报或收听广播电视节目

13. 对阿尔茨海默病病人意识障碍的护理**不妥**的是

A. 应专人护理,防止意外发生

B. 必要时可用约束带长时间保护

C. 做好口腔护理

D. 定时翻身拍背,防止发生坠积性肺炎和皮肤受损

E. 对有精神症状的病人应限制其活动范围

14. 对阿尔茨海默病病人语言沟通障碍的护理**不妥**的是

A. 加强与病人的沟通,及时了解病人的需求以及病情的动态变化

B. 经常与病人进行交流,与病人沟通交谈时声音要稍大,速度要慢些

C. 多谈使病人感到有兴趣的话题,如家庭、爱好等

D. 对病人因记忆减退而说后忘记,护士不必向病人提供正确信息

E. 必要时给病人使用辅助器材,如助听器、小卡片等

15. 对阿尔茨海默病病人及其家属的健康指导,**错误**的是

A. 指导家属掌握观察病情的方法和如何训练生活技能

B. 调动病人家庭和社会的支持系统

C. 照顾痴呆病人的场所,最理想的是在医院

D. 由熟悉的人来照顾,对病人而言是相当有益的

E. 若痴呆严重到生活不能自理,则需要住进特殊养护机构,由专业医疗人员照顾

第十三章 精神障碍病人的社区康复及家庭护理

 学习目标

1. 具有良好的职业道德修养和团队合作意识,服务病人。
2. 掌握精神障碍病人的社区康复护理及家庭护理措施。
3. 熟悉精神障碍病人的社区康复护理及家庭护理的目标与原则。
4. 了解社区精神卫生服务的工作范围、任务及要求。

第一节 社区精神卫生服务

社区精神卫生服务是应用社会精神病学的理论、研究方法和临床医学、预防医学等医疗技术,对社区范围内全体人群用科学的方法,促进人群的心理健康,提高个体承受应激和适应社会的能力,从而减少心理和行为问题。社区精神卫生服务的形成,既是医院精神卫生服务的延伸,也是当代精神医学发展的必然趋势。

 工作情景与任务

导入情景:

2014 年 6 月 18 日清晨,某市一农贸市场发生一起恶性砍人事件,一名男子毫无征兆地抢夺卖肉摊主的砍肉刀,向人群中乱砍,酿成两死一伤的惨剧。时隔不到一周,该市又发生了一起堕楼事件,一名七旬老妇清晨被发现堕楼身亡,警方排除他杀,经联络其家人了解后,老人曾患有抑郁症,疑因不敌病魔而走上绝路。

工作任务:

1. 请商讨该市一周内连续发生 2 起恶性伤亡事件的原因。
2. 请制定预防此类事件发生的方案。

一、社区精神卫生服务的工作范围与任务

精神病的治疗和管理历程,大体上经历了三个阶段:①病人分散在社会上;②病人主要集中在精神病院进行治疗;③提倡让病人重返社会,在社区中预防治疗及康复管理。

我国社区精神卫生服务工作,是从 1958 年南京全国第一次精神病防治会议之后开始的,会议上提出了"积极防治,就地管理,重点收治,开放治疗"的工作方针,有力推进了社区

精神病防治和康复工作的发展。

近年来,护士在精神疾病康复中的角色在不断发展和演变,以往强调的住院护理模式,正在转向以家庭为单位、以社区精神障碍病人为对象,与医疗团队和社区机构合作,为病人及家庭提供灵活而有效的护理服务。

(一)精神疾病的防治

精神疾病的防治分为三级,不同层次的预防,其工作的范围和任务各不相同。

1. 一级预防也称病因预防,是指预防精神疾病的发生。

(1)加强精神健康知识的宣教:充分加强精神卫生知识的普及和宣教,及时提供正确的心理咨询服务,提高人们对精神健康的自我保健,是减少与各种应激因素有关的心理障碍发生的有效途径。

(2)减少遗传相关精神疾病的发生:加强遗传咨询,防止近亲结婚,减少精神疾病的发生率。

(3)干预高危人群的心理状况:对一些具有易患精神病的高危人群,包括具有特殊心理素质和从事高心理压力职业的人群,采取特殊的心理干预措施,提供心理宣泄的途径,预防和减少精神障碍的出现。

(4)进行精神障碍的流行病学调查:研究精神障碍在人群的发生率、发病规律、影响因素和分布情况,结合地区人口构成的变化,为相关部门制定规划、从宏观上预防精神病的发生提供依据。

2. 二级预防是指早期发现,早期治疗防止疾病进一步发展,争取良好预后,预防复发。

(1)定期进行精神健康调查:对社区居民进行定期的精神健康调查,通过居民的自我评估与报告、家访、咨询等形式及早发现、诊治。

(2)积极治疗精神障碍病人:确认发病相关的心理、社会环境因素,采用足量药物治疗的同时进行心理治疗。

(3)尽量缩短病人的住院时间:指导病人积极配合治疗、合理用药,促进病人早日返回家庭及社会。

3. 三级预防是指促进需要长期照顾的病人康复,防止和减少残疾的发生。

(1)防止精神残疾:积极开展病人生活自理能力、人际交往能力及职业能力的康复训练。

(2)指导家庭支持:指导家庭成员支持精神病人的康复活动。

(3)防止疾病恶化:做到病人在家庭、社区生活时能继续治疗,督促病人巩固、维持治疗。

(二)健康教育

利用电视、广播、报纸、墙报等形式,对社区居民普及精神卫生的科学知识,增进其精神健康水平,防止和减少精神疾病的发生,并使居民能正确对待精神疾病和精神病人(图13-1)。

(三)科学研究

根据工作的需要,社区精神卫生服务工作者应在工作中开展社区精神疾病的流行病学调查,从而促进社区精神卫生服务工作的全面发展。

(四)培训基层工作人员

对不同对象采取不同类型的培训,不断提高其职业道德素质和专业服务水平。

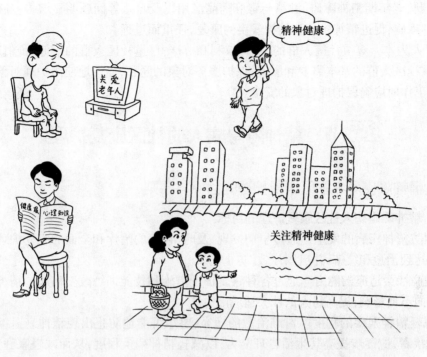

图 13-1 精神疾病健康教育示意图

二、社区精神卫生服务的要求

社区精神卫生服务是为整个社区居民创造出有利于心理健康的良好环境,构建起和谐的人际关系,提高群体的精神卫生水平。具体要求有:

1. 政策支持 国务院发布《发展城市社区卫生服务的指导意见》,提出了推进社区卫生服务体系建设的具体指导方法。实现了在省、市和地区政府的领导与支持下,由所属卫生行政、公安和民政部门的负责人组成多部门的协作领导小组,全面负责和统筹安排本地区的精神卫生保健工作。

2. 资源支持 社区丰富的资源要合理运用,它对社区医护人员维护社区人群心理、精神健康有着十分重要的意义。护理服务中可以利用社区经济资源、社区文化资源、社区机构资源和社区人力资源等。

3. 管理完善 社区护理人员在社区精神卫生护理服务中,应有一系列完善的组织管理制度,做到有章可循、制度与流程健全,为社区居民提供优质的精神卫生服务。

4. 工作程序 社区精神卫生服务工作程序安排要系统合理,包括开展多种形式的心理健康教育,调查分析社区心理、精神健康状况,对脆弱人群的预防保健,建立和保存健康档案,定期的家庭访视和护理,协助处理突发事件等。

5. 共同参与 社区精神卫生服务需要社区的行政、卫生等部门多方合作,全社会共同参与。如与各级院校合作,普查社区内学生的心理卫生状况;与企事业单位合作,普查和筛选精神障碍病人。

6. 持续服务 社区精神卫生服务工作具有长期性、连续性的特点,随着社会竞争的加剧,各种心理应激因素急剧增加,精神卫生问题日益突出。儿童的行为问题、大中学生的心理卫生问题、老年期精神障碍、酒精与毒麻药品滥用以及自杀等问题明显增多,预防和治疗心理、精神障碍,促进精神疾病和精神残疾的康复,任重而道远。

7. 以人为本 尊重社区人群的生命、权利和尊严;尊重社区人群的信仰、价值观和风俗习惯;尊重社区人群的基本需要和愿望;保护服务对象的隐私,谨慎地使用护理对象的资料;执行护理工作时应确保护理对象的安全。

第二节 精神障碍病人的社区康复护理

一、精神障碍病人社区康复护理的目标与原则

(一) 精神障碍病人社区康复护理的目标

1. 预防精神疾病的发生 通过早期发现,及时、合理的治疗和全面的康复护理措施,努力使病人达到治愈和缓解,并巩固疗效,防止复发。

2. 提高社会适应的能力 通过各种康复护理措施和技能训练改变病人的精神活动,减少对社会的不良影响,提高病人的社会适应能力。

3. 减轻精神残疾的程度 对难治愈的病人,要尽可能地防止出现精神衰退;对已经出现精神残疾者,应逐步提高其生活自理能力,以减轻精神残疾程度,从而减轻家庭和社会的负担。

(二) 精神障碍病人社区康复护理的原则

1. 综合性考虑 精神障碍病人社区康复护理工作具有很强的综合性。必须将心理健康促进、预防、治疗心理和精神疾病、心理康复及护理工作综合考虑,把握各个不同阶段的特点及相互影响,为社区中的个体、家庭提供一系列综合性的护理措施。

2. 多层次、连续性、整体化护理服务 精神障碍病人社区康复护理工作要针对不同服务对象的心理健康情况展开不同层次的护理活动,包括为非特定人群和高危人群提供咨询、预防、治疗、康复等不同阶段的连续性护理服务;从个体的健康出发,提供全身心整体护理服务。

3. 多方面协作 社区心理健康服务具有很强的协作性,仅依靠少数专业人员难以取得满意的效果。需要医护之间、卫生系统与社区其他系统之间有效的沟通和协作,社区全体居民的共同参与才能获得预期的目标。

4. 全民共同参与 社区心理健康服务需要护士充分调动社区居民的参与,主动地采取自我保健的行为,实现在专业人员的指导下人人为自己的健康负责。

二、精神障碍病人社区康复护理措施

1. 普查社区内精神障碍病人的基本情况 包括精神障碍病人的一般资料、残疾史、康复需求、家庭支持及在社区中分布情况,并进行汇总分析,确定个体和整体的康复护理计划。

2. 指导和实施各种康复训练 为延缓精神障碍病人的个性衰退,促进健康恢复,必须对其进行康复训练。有效的康复训练可以为病人提供所需的支持,提高其社会与家庭的适应能力,改善生活质量。

3. 给予精神障碍病人良好的心理支持 ①主要通过心理咨询和心理治疗的实施;②不断鼓励病人,肯定其每一点进步,使其树立信心,改善心理环境;③要求实施者经过正规训

练,坦诚、有耐心、有良好的理解沟通能力,尊重病人。

 知识窗

康复训练的具体措施

1. 生活自理能力训练　着重训练个人卫生、饮食、排便等,坚持每日教导与督促,如病情需要,尚可采取奖惩、代币疗法等手段,增强和巩固疗效。

2. 社会交往技能训练　训练病人正确表达自己的感受,通过小组活动、角色扮演等,学习在不同场合的社交礼节。

3. 学习行为训练　可采取小组讨论等形式,对病人进行科普知识、基本文化知识等的教育。

4. 职业技能训练　即对病人进行劳动就业方面的培训,包括工作技能训练等,主张先易后难,从简单到复杂,反复进行,不宜操之过急。

5. 工娱活动训练　根据病人的病情、受教育程度等选择不同的训练,如可进行娱乐欣赏等。

4. 开展家庭康复工作　通过对病人及其家庭情况的评估,与家属共同制订和实施康复计划。帮助家属认识病人目前存在的问题和解决问题的方法,传授相关的疾病知识,在家庭中为病人康复创造条件。

5. 精神障碍病人的用药指导　是精神障碍病人社区康复护理中的一个关键问题。针对不同病人采取不同方法,如对无自知力者,可找病人最信任或最有权威性的人来劝说;对恢复期病人需不断对其加强坚持服药重要性的教育,为避免病人藏药、扔药的现象发生,应监督病人把药服下,方可离开,还需注意观察用药的反应。

第三节　精神障碍病人的家庭护理

家庭护理是以家庭为单位,在家庭中对精神障碍病人实施特殊护理,主要借助家庭内沟通和互动方式的改变,以护理人员为主体,直接对病人实施护理,同时协助病人家属实施护理,帮助病人对生存空间有更好的适应能力。

 工作情景与任务

导入情景:

刘奶奶,76岁。在老伴去世后遭受重大打击,最近一年来好像变了个人,不爱运动,动作迟缓,很简单的家务劳动需要很长时间才能完成,不爱主动讲话,每次以简短低弱的言语答复家人,而且面部表情变化少,有时双眼凝视,对外界动向无动于衷,只有在提及已故老伴时,才眼含泪花,自责许多事情自己都做不了等。被诊断为老年抑郁症。

工作任务:

1. 请为刘奶奶制订家庭护理方案。

2. 解释制订该方案的理由。

一、精神障碍病人家庭护理的目标与原则

家庭是精神障碍病人最重要的支持系统,精神障碍病人的家庭护理是以家庭为单位,作为照顾者的家庭成员所具有的心理素质、护理技巧会直接影响家庭护理的效果。

(一)家庭护理的目标

精神障碍病人的家庭护理目标是在社区护士的指导下,由家庭来完成精神障碍病人的管理和护理工作,以促进精神障碍病人的全面康复、回归社会。

(二)家庭护理的原则

1. 独特性原则　不同的家庭,具有不同的文化背景、生活习惯等,需对不同的家庭采取不同的护理方法。

2. 能动性原则　调动家庭成员的主观能动性,由家属参与,针对家庭的特定需要,制订精神障碍病人的家庭护理计划,充分发挥家庭成员的潜力。

3. 协作性原则　病人家属虽然长期照顾病人,但他们缺乏相关的知识和家庭护理技巧,因此医护工作者的指导和协助尤为重要,协助家属及时解决和适应精神疾病带来的危机及问题。

4. 慎重性原则　病人是否希望家庭成员参与治疗和护理,要根据病人对家庭成员的信任、接受程度,护士应在是否邀请家属参与、邀请哪些家庭成员参与的问题上,进行恰当的衡量。

5. 中立性原则　护士应保持中立原则,不参与病人的家庭生活,对家庭成员之间的纠纷处理,要不偏不倚,不与病人家庭发生经济瓜葛,不收受财物。

二、精神障碍病人家庭护理措施

(一)一般护理

1. 护士要与病人及其家庭成员建立起良好的护患关系,定期进行家庭访视和护理,耐心、准确地解答和解决病人的问题。

2. 评估病人的病情及家庭生活特点,与病人及家庭成员共同制订和定期修改康复护理计划,使之适合病人的病情需要。

3. 督促治疗计划的实施,进行各种康复训练,培养生活技能。

(二)生活护理

1. 个人卫生　由于精神症状或药物不良反应的影响,不能自行料理生活的病人,需由家庭帮助完成。对康复期病人应协助或督促做好个人卫生,尽快摆脱"病人角色",调整心态。可采用奖励、适当的惩罚等强化手段培养病人良好的卫生习惯。

2. 饮食　饮食应规律、营养搭配合理。注意进食安全,如对老年病人以清淡、易消化的食物为主。

3. 睡眠　创造良好的睡眠环境,避免声、光等不良刺激。合理安排作息时间,白天尽量参加一些力所能及的劳动和社会活动。睡前避免进食易引起兴奋的食物,必要时遵医嘱应用镇静催眠药。

4. 居室布置与安全　居室布置力求简洁、安静、安全。对恢复期的病人,主张同亲人住在一起,有利于病情恢复和稳定。对病人的安全防范意识不能疏忽,需 24 小时监护,以防其受精神症状影响出现自杀、自伤或伤人毁物现象。

（三）心理护理

1. 正确认识精神疾病　帮助病人及家属正确地认识到精神疾病和躯体疾病一样，是客观存在的，不要把患精神疾病当成一种耻辱，加重心理负担。矫正社会对精神疾病的一些错误认识，及时诊治，争取早日康复。

2. 尊重、关心病人　以平等的态度，关怀鼓励病人，过分的包容和过度的指责都不利于疾病的康复。

3. 给予情感表达的机会　通过与病人沟通，可及时发现病人存在的心理问题，并加以解释和疏导。此外，通过交流，可强化病人的思维过程，减少思维退化。

4. 鼓励参加社会活动　鼓励病人积极主动地参加各种社交活动，帮助其分析在社交中出现的各种问题，正确应对各种压力，重建社交能力。

（四）维持用药护理

1. 做好解释说服工作　帮助病人和家属认识疾病的性质、特点及规律，了解维持用药的重要性，争取病人的配合，督促病人遵医嘱按时按量服药。

2. 用药指导　向病人和家属讲解药物的作用及不良反应，如有异常及时就诊。注意用药期间不要随意增减药量、频繁换药和间断服药。

3. 药品保管　指导家属对药品妥善保管，防止病人过量服药而发生意外。

4. 在医生指导下停药。

（五）特殊症状护理

1. 兴奋躁动　保持安静，减少不良刺激，采用笔谈、绘画、书法减慢病人的思维节奏。关心、体贴病人，不要与病人正面对立；对有攻击和暴力行为的病人，应采取适当的保护和隔离措施，必要时在约束下送往医院救护。

2. 淡漠退缩　指导家庭成员引导病人参加社会活动，主张从简到繁，从少到多，不要急于求成，并及时给予恰当、真诚的表扬和鼓励；对缺乏自信和有绝望感的病人，要防止自伤、自杀行为的发生，可提供合适的心理治疗和药物治疗。

3. 无自知力　对不愿服药或拒绝服药者，应反复说服，加强督促，注意定期随访。

（六）意外事件的处理

精神障碍病人的意外事件，是指突然发生的威胁人身安全或损伤破坏的行为，如自杀、自伤、伤人、毁物等。病人家属应提高警惕，掌握病情，重点防范。一旦发生意外事件，要保持冷静，进行紧急医疗救助。

（七）健康教育

采取各种方式，向病人和家属提供必要的精神障碍专业知识，消除对疾病的某些偏见与误解，从而建立康复的信心。

（郭亚恒）

 自测题

1. 一级预防是指下述哪类人群
   A. 精神疾病发展早期　　B. 精神疾病临床期　　C. 有心理问题者
   D. 精神健康者　　　　　E. 精神疾病康复期
2. 二级预防的护理目标是

A. 预防精神疾病的发生　　　　　　　B. 预防心理问题的发生

C. 早期发现并早期处理精神疾病病人　D. 帮助病人恢复社会功能

E. 预防精神残疾的出现

3. 急性精神障碍是指

A. 2 天内急性起病　　　　　B. 2 周内急性起病　　　　　C. 3 周内急性起病

D. 4 周内急性起病　　　　　E. 5 周内急性起病

4. 慢性精神障碍的临床特征是

A. 兴奋话多　　B. 木僵状态　　C. 情感高涨　　D. 孤独退缩　　E. 蜡样屈曲

5. 急性期病人的主要护理方法首选

A. 在家中自行护理　　　　　　　　B. 建议住专科医院接受系统治疗

C. 限制病人活动范围　　　　　　　D. 个别心理护理

E. 做好健康教育

6. 精神分裂症病人出院后,正确的做法是

A. 立即停止用药,避免药物积累　　B. 采取隔离措施,避免伤人毁物

C. 为避免受人歧视,尽可能不出门　D. 与正常人一样,参加各种活动

E. 以上都对

7. 病人在家中的居室应该是

A. 独居,以免伤害亲人　　　　　　B. 关锁,以防走失

C. 保持室内较高温度,防止着凉　　D. 尽可能远离亲人

E. 室内不可放置可能造成危害的危险品

8. 家庭护理的主体是

A. 病人　　　　B. 家属　　　　C. 护士　　　　D. 医生　　　　E. 社区卫生人员

9. 有关心理健康教育**错误**的是

A. 为病人及家属提供情感宣泄的机会

B. 教会家属如何应对病人的病态行为

C. 培训生活技能

D. 随时更换药物和药量

E. 教会病人和家属病症的检测和自我照顾

10. 精神障碍病人家庭护理的原则**不包括**

A. 独特性原则　　　　　　B. 随意性原则　　　　　　C. 协作性原则

D. 慎重性原则　　　　　　E. 中立性原则

11. 精神障碍病人家庭护理措施中**错误**的是

A. 可采用适当的惩罚等手段培养病人良好的卫生习惯

B. 给病人进补,增强病人体质

C. 创造良好的睡眠环境

D. 饮食应规律、营养搭配合理

E. 居室布置力求简洁、安静、安全

实 践 指 导

实践 1　气质类型问卷调查分析

【目的】

通过实践练习,使学生学会问卷调查的方法;通过问卷调查了解和把握自己和他人的个性特点。

【准备】

1. 用物　气质量表。

2. 学生　保持正常、平静心态。

3. 场所　教室,要求环境安静。

4. 时间　1学时。

【方法与过程】

用气质类型问卷调查表(见附录一)进行集体问卷调查,然后根据计算规则,由学生自己评定出各自的气质类型。

下面60题(实践表1)大致可以确定人的气质类型。在回答时,若自己的情况"很符合"记2分,"较符合"记1分,"一般"记0分,"较不符合"记—1分,"很不符合"记—2分。

实践表1　气质类型问卷调查表

胆汁质	题号	2	6	9	14	17	21	27	31	36	38	42	48	50	54	58	总分
	得分																
多血质	题号	4	8	11	16	29	23	25	29	34	40	44	46	52	56	60	总分
	得分																
黏液质	题号	1	7	10	13	18	22	26	30	33	39	43	45	49	55	57	总分
	得分																
抑郁质	题号	3	5	12	15	20	24	28	32	35	37	41	47	51	53	59	总分
	得分																
计算结果	你的气质是																

评分方法:

A. 如某一项或两项的得分超过20分,则为典型的该型气质。

B. 如某一项或两项以上的得分在20分以下,10分以上,其他各项得分较低,则为该型一般气质。

C. 如各项得分均在 10 分以下,但某项或几项得分较其余分项高(相差 5 分以上),则略倾向于该型气质(或几型的混合)。

【小结】

1. 带教老师进行汇总、小结。

2. 布置作业

(1)确定和分析自己的气质类型。

(2)对家人或同学进行气质类型的问卷调查、分析练习。

实践 2 SCL-90、SDS、SAS 量表测验

【目的】

通过 SCL-90、SDS、SAS 量表测验,了解自己的心身健康水平,是否有焦虑、抑郁症状及严重程度;学会分析各量表项目的数值与临床意义;能写出自我评估报告。

【准备】

1. 用物 焦虑自评量表(SAS)、抑郁自评量表(SDS)、症状自评量表(SCL-90)(见附录一)。

2. 场所 教室或计算机室。

3. 时间 1 学时。

【方法与过程】

1. 症状自评量表(SCL-90)

(1)适用对象:该量表适用于精神科或非精神科的成年病人,也应用于神经症及综合性医院中有躯体疾病病人的心理健康调查,是一种自评量表。

(2)评定方法:采用 5 级评分制,无反向评分项目。具体说明如下。

1)没有:自觉无该项症状(问题)。

2)轻度:自觉有该项症状,但发生的并不频繁、严重。

3)中度:自觉有该项症状,对被试有一定影响。

4)偏重:自觉有该项症状,对被试有相当程度的影响。

5)严重:自觉有该项症状,频度和强度都十分严重。

(3)注意事项:开始前,由工作人员把评分方法和要求向被试讲清楚,让他做出独立的、不受任何人影响的自我评定。结束时,工作人员应仔细检查自评表,凡有漏评或重复评定的均应重新评定。

(4)统计指标:SCL-90 的统计指标主要是总分与因子分。

1)总分:①总分:90 个单项分相加之和。②总均分:总分 /90,表示从总体情况看被试的自我感觉介于 1~5 级间的哪一个范围。③阳性项目数:单项分≥2 的项目数。表示病人在多少项目中呈现"有症状"。④阴性项目数:单项分 =1 的项目数。表示病人"无症状"的项目有多少。⑤阳性症状均分:(总分 - 阴性项目数)/ 阳性项目数。表示每个"有症状"项目的平均得分。反映该病人自我感觉不佳的项目,其严重程度究竟介于哪个范围。

2)因子分:SCL-90 共包括 10 个因子,每个因子反映病人某一方面的情况,通过该分可了解病人症状分布特点,其计算公式如下:

$$因子分 = \frac{组成某一因子的各项数总分}{组成某一因子的项目数}$$

2. 抑郁自评量表（SDS）

（1）适用对象：适用于具有抑郁症状的成年人。其特点是使用简便，能直观地反映抑郁病人的主观感受，对严重阻滞症状的抑郁，评定有困难。

（2）评分标准：SDS 采用 4 级评分，主要评定症状出现的频度。若为正向评分题，依次评为粗分 1、2、3、4；反向评分题（量表中有 * 号者），则评为 4、3、2、1。评定标准如下："1" 表示没有或很少时间有（不超过 1 天）；"2" 表示小部分时间有（1~2 天）；"3" 相当多的时间有（3~4 天）；"4" 表示绝大部分或全部时间有（5~7 天）。

（3）使用方法：在评定之前，一定要让评定对象把整个量表的填写方法和每个问题的含义都弄明白，然后独立地、不受任何影响地自我评定。一次测验一般在 10 分钟内完成。

（4）注意事项：①评定的时间范围是"现在"或"过去一周"；②评定结束时，应仔细检查一下自评结果，不要漏评或重复评定；③要让评定对象理解反向评分的项目。

（5）结果分析：SDS 的主要统计指标是总分，但要经过一次转换。自评结束后把 20 个项目的得分相加，就得到粗分，用粗分乘以 1.25 后取整数部分，就得到标准分。评定总分结果正常人为 33.46 ± 8.55，标准分为 41.88 ± 10.57。

3. 焦虑自评量表（SAS）　用于评定焦虑病人的主观感受。

（1）评分标准：SAS 共有 20 项目，分别调查 20 个症状。主要评定依据为项目所定义的症状出现的频度，分 4 级："1" 没有或很少时间；"2" 少部分时间；"3" 相当多的时间；"4" 绝大部分时间。在 20 个项目中有 5 个项目为反向评分（量表中有 * 号者）。见 SDS 评分标准。

（2）评定方法：见 SDS 评定方法。

（3）注意事项：见 SDS 关于评定注意事项的说明。

（4）结果分析：评估标准可参考实践表 2。

实践表 2　SDS 与 SAS 评估参考标准

SDS		SAS	
程度	标准分	程度	标准分
正常范围	<50	正常范围	<50
轻度抑郁	50~59	轻度焦虑	50~59
中度抑郁	60~69	中度焦虑	60~69
重度抑郁	>70	重度焦虑	>70

【小结】

1. 师生共同对比问卷测量结果与自我体验的一致性、差异性，探究其原因。

2. 找家人、同学进行心理测验并分析结果。

3. 写出自己的症状自评量表（SCL-90）、抑郁自评量表（SDS）、焦虑自评量表（SAS）的分析报告。

4. 教师评阅学生评估报告，对有心理问题学生及时进行辅导。

实践 3　老年期病人心理护理程序训练

【目的】

通过实践学会采集、整理分析病人资料,做出正确的护理诊断,制订老年期病人的护理计划,实施护理措施。

【准备】

1. 病人或病例　有教学条件的学校可选择典型的临床病人或病例,向其说明病史采集的目的,取得配合。无条件的学校可采用角色扮演进行模拟实践。

2. 学生　按护士标准着装,掌握病人的基本情况,态度真诚,调整好语音和语调,控制语速,以便掌控谈话内容,进行有效的交流。

3. 场所　选择相关的医院,注意适合病人的环境和时间,减少刺激。模拟实践课可以选择教室、实验室及宽敞的地点进行如医院等。

4. 时间　1 学时。

【方法与过程】

1. 带教老师分析、讲解老年期病人的心理护理程序。

2. 选择当地相关的医疗机构,选择 2~3 名典型病人或典型病例。

3. 以护理小组的形式开展活动,每组由若干名学生组织,设组长 1 名,每组负责制订 1 位病人的护理程序。

4. 各组汇报所制定的护理程序,组织学生讨论和评价。

5. 无条件的学校可以根据下列病例(或选择其他病例)通过角色扮演进行实践,然后各组汇报结果。

病例:病人王大爷,71 岁,因高血压病入院第 5 天。因家离医院较远,家人较少探视,王大爷心情焦虑,很少讲话,并要求出院。

6. 讨论题目

(1)请分析王大爷的角色行为。

(2)请提出王大爷主要的心理护理诊断。

(3)请写出王大爷的心理护理方案。

【小结】

1. 带教老师对各组制定的护理程序进行汇总、小结。

2. 布置作业

(1)要求对讨论题目做出书面回答。

(2)写出本次实践课后的体会。

实践 4　精神科危机干预技术演练

【目的】

通过实践学会采集、整理分析病人资料,做出正确的护理诊断,制订精神科病人的护理计划,实施护理措施。

【准备】

1. 病人或病例　有教学条件的学校可选择典型的临床病人或病例,向其说明病史采集的目的,取得配合。无条件的学校可采用角色扮演进行模拟实践。

2. 学生　按护士标准着装,掌握病人的基本情况,态度真诚,调整好语音和语调,控制语速,以便掌控谈话内容,进行有效的交流。

3. 场所　选择相关的医院,注意适合病人的环境和时间,减少刺激。模拟实践课可以选择教室、实验室及宽敞的地点进行如医院等。

4. 时间　1学时。

【方法与过程】

1. 带教老师复习常见精神科护理危机的类型。

2. 带教老师分析、讲解危机类型及干预的护理程序。

(1) 导致病人危机的因素评估。

(2) 做出护理诊断。

(3) 制订护理目标。

(4) 制订护理措施,列出实施措施的注意事项。

(5) 如何进行护理评价。

3. 选择当地相关的医疗机构,选择2~3名典型病人或典型病例。

4. 以护理小组的形式开展活动,每组由若干名学生组织,设组长1名,每组负责制订1位病人的护理程序。

5. 各组汇报所制订的护理程序,组织学生讨论和评价。

6. 无条件的学校可以根据下列病例(或选择其他病例)通过角色扮演进行实践,然后各组汇报结果。

病例:小施,女,17岁。平时学习成绩优秀,去年中考成绩不理想,只能就读普通高中。小施认为进不了重点高中,自认为前途渺茫,从此郁郁寡欢。此后总觉得有人对她指指点点,继而拒绝就读普通高中,终日暗自落泪,感到悲观绝望。

7. 讨论题目

(1) 案例中病人的临床表现存在的问题是什么?

(2) 如何进行护理评估及做出护理诊断?

(3) 制订怎样的护理计划及措施?

(4) 护理效果如何评价?

【小结】

1. 带教老师对各组制订的护理程序进行汇总、小结。

2. 布置作业

(1) 要求对讨论题目做出书面回答。

(2) 写出本次实践课后的体会。

实践5　抑郁病人的护理程序训练

【目的】

通过实践学会采集、整理分析病人资料,做出正确的护理诊断,制订抑郁症病人的护理计划,实施护理措施。

【准备】

1. 病人或病例　有教学条件的学校可选择典型的临床病人或病例,向其说明病史采集的目的,取得配合。无条件的学校可采用角色扮演进行模拟实践。

2. 学生　按护士标准着装,掌握病人的基本情况,态度真诚,调整好语音和语调,控制语速,以便掌控谈话内容,进行有效的交流。

3. 场所　选择相关的医院,注意适合病人的环境和时间,减少刺激。模拟实践课可以选择教室、实验室及宽敞的地点进行。

4. 时间　1 学时。

【方法与过程】

1. 带教老师讲解抑郁症病人的护理程序。

2. 选择当地相关的医疗机构,选择 2~3 名典型病人或典型病例。

3. 以护理小组的形式开展活动,每组由若干名学生组织,设组长 1 名,每组负责制订 1 位病人的护理程序。

4. 各组汇报所制订的护理程序,组织学生讨论和评价。

5. 无条件的学校可以根据下列病例(或选择其他病例)通过角色扮演进行实践,然后各组汇报结果。

病例:王阿姨,51 岁,初中文化,已婚,退休工人,失眠,情绪低落 2 个月,伴有想死的念头 3 天。由丈夫和弟弟陪同就诊。

自我陈述:半年前退休,觉得无聊、烦躁,对什么事都没兴趣。每天丈夫出门后就担心这一天该怎么过,他下班后会好些。晚上只睡 1~2 小时,记忆也越来越差。越想越觉得自己没用,再这样下去会害了家人,所以我想死了算了(哭泣)。

丈夫反映:妻子刚退休时还能勤快地做家务,但 2 个月前出现闷闷不乐,做事没精神,说话反应慢。人越来越瘦,吃饭没胃口,还说胸口被东西堵住了,性生活也明显减少。近 2、3 天特别厉害,她饭也不做了,还说活着没意思。今天早上发现她正在系绳子准备上吊,说不想活了。

6. 讨论题目

(1)案例中目前病人最主要的问题是什么?

(2)如何对病人进行护理评估和护理诊断?

(3)怎样制订护理计划和措施?

【小结】

1. 带教老师对各组制订的护理程序进行汇总、小结。

2. 布置作业

(1)要求对讨论题目做出书面回答。

(2)写出本次实践课后的体会。

实践 6　精神分裂症病人的护理程序训练

【目的】

通过实践学会采集、整理分析病人资料,做出正确的护理诊断,制订精神分裂症病人的护理计划,实施护理措施。

【准备】

1. 病人或病例　有教学条件的学校可选择典型的临床病人或病例,向其说明病史采集的目的,取得配合。无条件的学校可采用角色扮演进行模拟实践。

2. 学生　按护士标准着装,掌握病人的基本情况,态度真诚,调整好语音和语调,控制语速,以便掌控谈话内容,进行有效的交流。

3. 场所　选择相关的医院,注意适合病人的环境和时间,减少刺激。模拟实践课可以选择教室、实验室及宽敞的地点进行如医院等。

4. 时间　1 学时。

【方法与过程】

1. 带教老师讲解精神分裂症病人的护理程序。

2. 选择当地相关的医疗机构,选择 2~3 名典型病人或典型病例。

3. 以护理小组的形式开展活动,每组由若干名学生组织,设组长 1 名,每组负责制订 1 位病人的护理程序。

4. 各组汇报所制订的护理程序,组织学生讨论和评价。

5. 无条件的学校可以根据下列病例(或选择其他病例)通过角色扮演进行实践,然后各组汇报结果。

病例:王女士,30 岁,离异,本科,公司职员。

主诉:因言行紊乱 1 月余入院。

现病史:5 年前,王女士曾因失恋,情绪低落,逐渐出现精神异常,因尚能坚持工作,父母和同事都未在意。1 个月前离婚,出现明显行为、思维异常,经常自言自语,听见有人与自己说话;认为路人都对她不怀好意,冲她呛咳;觉得自己内心所想的都被外人知道;认为有人在自己的饭菜里下了毒,使自己慢性中毒,并对此深信不疑。

入院后检查:体检被动合作,意识清楚,定向力完整,存在幻听、被害妄想、关系妄想、被洞悉感等;生活自理差,饮食差,无自知力。其姑妈患有精神分裂症 20 余年,现基本痊愈。有婚史 3 年,无子女,离婚后与父母同住,对其照顾良好。

诊断:精神分裂症。

6. 讨论题目

(1)通过对病人的护理评估,做出护理诊断。

(2)根据护理诊断制订出病人的护理措施。

【小结】

1. 带教老师对各组制订的护理程序进行汇总、小结。

2. 布置作业

(1)要求对讨论题目做出书面回答。

(2)写出本次实践课后的体会。

实践 7　睡眠障碍病人的护理程序训练

【目的】

通过实践学会采集、整理分析病人资料,做出正确的护理诊断,制订睡眠障碍病人的护理计划,实施护理措施。

【准备】

1. 病人或病例　有教学条件的学校可选择典型的临床病人或病例,向其说明病史采集的目的,取得配合。无条件的学校可采用角色扮演进行模拟实践。

2. 学生　按护士标准着装,掌握病人的基本情况,态度真诚,调整好语音和语调,控制语速,以便掌控谈话内容,进行有效的交流。

3. 教具准备　焦虑自评量表、抑郁自评量表等。

4. 场所　选择相关的医院,注意适合病人的环境和时间,减少刺激。模拟实践课可以选择教室、实验室及宽敞的地点进行如医院等。

5. 时间　1学时。

【方法与过程】

1. 带教老师讲解失眠症病人的护理程序。

2. 选择当地相关的医疗机构,选择2~3名典型病人或典型病例。

3. 以护理小组的形式开展活动,每组由若干名学生组织,设组长1名,每组负责制订1位病人的护理程序。

4. 各组汇报所制订的护理程序,组织学生讨论和评价。

5. 无条件的学校可以根据下列病例(或选择其他病例)通过角色扮演进行实践,然后各组汇报结果。

病例:黎女士,28岁,未婚,大专,职员。

主诉:睡眠差、多梦10余年。

现病史:病人高考前半年因摸底考试成绩不理想,遂担心自己考不上父母为她选的大学,心理压力很大。逐渐出现入睡困难,夜间易醒,白天无精打采。至下午5、6点就开始担心晚上睡不着,睡觉前还觉得很疲乏,但头一挨枕头就浮想联翩,越想越睡不着,后来一看到床就紧张。自认为失眠对自己的影响很大,很少参与班级活动,整日为失眠发愁。高考后病人上了一所大专,一直到现在工作已5年,入睡困难和早醒依然每日困扰病人,造成工作时常出现差错,心里苦不堪言。

诊断:失眠症。

6. 讨论参考题目

(1)通过对病人的护理评估,做出护理诊断。

(2)根据护理诊断问题制订出病人的护理措施。

【小结】

1. 带教老师对各组制订的护理程序进行汇总、小结。

2. 布置作业

(1)要求对讨论题目做出书面回答。

(2)写出本次实践课后的体会。

实践8　阿尔茨海默病病人的护理程序训练

【目的】

通过实践学会采集、整理分析病人资料,做出正确的护理诊断,制订阿尔茨海默病病人的护理计划,实施护理措施。

【准备】

1. 病人或病例　有教学条件的学校可选择典型的临床病人或病例,向其说明病史采集的目的,取得配合。无条件的学校可采用角色扮演进行模拟实践。

2. 学生　按护士标准着装,掌握病人的基本情况,态度真诚,调整好语音和语调,控制语速,以便掌控谈话内容,进行有效的交流。

3. 场所　选择相关的医院,注意适合病人的环境和时间,减少刺激。模拟实践课可以选择教室、实验室及宽敞的地点进行。

4. 时间　1学时。

【方法与过程】

1. 带教老师讲解阿尔茨海默病病人的护理程序。

2. 选择当地相关的医疗机构,选择2~3名典型病人或典型病例。

3. 以护理小组的形式开展活动,每组由若干名学生组织,设组长1名,每组负责制订1位病人的护理程序。

4. 各组汇报所制订的护理程序,组织学生讨论和评价。

5. 无条件的学校可以根据下列病例(或选择其他病例)通过角色扮演进行实践,然后各组汇报结果。

病例:王大妈,64岁,丧偶,退休。

主诉:记忆和生活自理能力下降2年。

现病史:退休后帮助子女做家务,3年前开始出现记忆问题,后来记忆力明显下降,并发展到遗失贵重物品,如钱包、存折等。过去注重仪表,现在懒于换衣洗澡。1个月前外出找不到回家的路,家人四处寻找,并报警。

精神检查:神情欠合作,衣服欠整洁,有纽扣扣错;多问少答,回答简单或错误;记忆力检查提示近记忆很差,如不能回忆早餐内容等。未发现典型的幻觉、妄想、抑郁、焦虑,但情感反应简单、淡漠。

家族史:病人母亲高龄时也有类似症状,但未经诊断和治疗。

实验室及特殊检查:CT发现皮质性脑萎缩和脑室扩大。

6. 讨论题目

(1)案例中病人的生存环境和存在问题是什么?

(2)请对病人制订护理程序。

【小结】

1. 带教老师对各组制订的护理程序进行汇总、小结。

2. 布置作业

(1)要求对讨论题目做出书面回答。

(2)写出本次实践课后的体会。

附　录

附录一　常用的心理测验量表（问卷）

一、气质类型问卷调查表

1. 做事力求稳妥，不做无把握的事。

2. 遇到可气的事就怒不可遏，想把心里话全说出来才痛快。

3. 宁肯一个人干事，不愿很多人在一起。

4. 到一个新环境很快就能适应。

5. 厌恶那些强烈的刺激，如尖叫、噪声、危险的情境等。

6. 和人争吵时，总是先发制人，喜欢挑衅。

7. 喜欢安静的环境。

8. 善于和人交往。

9. 羡慕那种善于克制自己感情的人。

10. 生活有规律，很少违反作息制度。

11. 在多数情况下情绪是乐观的。

12. 碰到陌生人觉得很拘束。

13. 遇到令人气愤的事，能很好地自我克制。

14. 做事总是有旺盛的精力。

15. 遇到问题常常举棋不定，优柔寡断。

16. 在人群中从不觉得过分拘束。

17. 情绪高昂时，觉得干什么都有趣；情绪低落时，又觉得什么都没有意思。

18. 当注意力集中于一事物时，别的事很难使我分心。

19. 理解问题总比别人快。

20. 碰到危险情景，常有一种极度恐怖感。

21. 对学习、工作、事业怀有很高的热情。

22. 能够长时间做枯燥、单调的工作。

23. 符合兴趣的事情，干起来劲头十足，否则就不想干。

24. 一点小事就能引起情绪波动。

25. 讨厌那些需要耐心、细致的工作。

26. 与人交往不卑不亢。

27. 喜欢参加热烈的活动。

28. 爱看感情细腻、描写人物内心活动的文学作品。

29. 工作学习时间长了,常感到厌倦。

30. 不喜欢长时间谈论一个问题,愿意实际动手干。

31. 宁愿侃侃而谈,不愿窃窃私语。

32. 别人说我总是闷闷不乐。

33. 理解问题常比别人慢些。

34. 疲倦时只要短暂的休息就能精神抖擞,重新投入工作。

35. 心里有话宁愿自己想,不愿说出来。

36. 认准一个目标就希望尽快实现,不达目的,誓不罢休。

37. 学习、工作同样长的时间后,常比别人更疲倦。

38. 做事有些莽撞,常常不考虑后果。

39. 老师讲授新知识时,总希望他讲慢些,多重复几遍。

40. 能够很快地忘记那些不愉快的事情。

41. 做作业或做一件事情,总比别人花的时间多。

42. 喜欢运动量大的剧烈体育活动,或参加各种文艺活动。

43. 不能很快地把注意力从一件事转移到另一件事上去。

44. 接受一个任务后,就希望把它迅速解决。

45. 认为墨守成规比冒风险要强一些。

46. 能够同时注意几件事物。

47. 当我烦闷的时候,别人很难使我高兴。

48. 爱看情节起伏跌宕,激动人心的小说。

49. 对工作抱认真严谨,始终一贯的态度。

50. 和周围人们的关系总是相处不好。

51. 喜欢学习学过的知识,重复做自己掌握的工作。

52. 希望做变化大,花样多的工作。

53. 小时候会背的诗歌,我似乎比别人记得清楚。

54. 别人说我"出语伤人",可我并不觉得这样。

55. 在体育活动中,常因反应慢而落后。

56. 反应敏捷,头脑机智。

57. 喜欢有条理而不甚麻烦的工作。

58. 兴奋的事常使我失眠。

59. 老师讲新概念,常常听不懂,但是弄懂以后就难忘记。

60. 假如工作枯燥乏味,马上就会情绪低落。

二、症状自评量表(SCL-90)

指导语:以下条目中列出了有些人可能有的病痛或问题,请仔细阅读每一条,然后根据最近一个星期内下列问题影响您或使您感到苦恼的程度,实事求是地在每题题号内只选择一个合适您的答案打√。请您采用 5 级评定,1 全无;2 较轻;3 中等;4 偏重;5 严重。

项目	1	2	3	4	5
1. 头痛	☐	☐	☐	☐	☐
2. 神经过敏,心中不踏实	☐	☐	☐	☐	☐

3. 头脑中有不必要的想法或字句盘旋　□ □ □ □ □

4. 头晕或昏倒　□ □ □ □ □

5. 对异性的兴趣减退　□ □ □ □ □

6. 对旁人责备求全　□ □ □ □ □

7. 感到别人能控制你的思想　□ □ □ □ □

8. 责怪别人制造麻烦　□ □ □ □ □

9. 忘记性大　□ □ □ □ □

10. 担心自己的衣饰整齐及仪态的端庄　□ □ □ □ □

11. 容易烦恼和激动　□ □ □ □ □

12. 胸痛　□ □ □ □ □

13. 害怕空旷的场所或街道　□ □ □ □ □

14. 感到自己精力下降,活动减慢　□ □ □ □ □

15. 想结束自己的生命　□ □ □ □ □

16. 听到旁人听不到的声音　□ □ □ □ □

17. 发抖　□ □ □ □ □

18. 感到大多数人都不可信任　□ □ □ □ □

19. 胃口不好　□ □ □ □ □

20. 容易哭泣　□ □ □ □ □

21. 同异性相处时感到害羞不自在　□ □ □ □ □

22. 感到受骗,中了圈套或有人想抓你　□ □ □ □ □

23. 无缘无故的感觉到害怕　□ □ □ □ □

24. 自己不能控制的大发脾气　□ □ □ □ □

25. 怕单独出门　□ □ □ □ □

26. 经常责怪自己　□ □ □ □ □

27. 腰痛　□ □ □ □ □

28. 感到难以完成任务　□ □ □ □ □

29. 感到孤独　□ □ □ □ □

30. 感到苦闷　□ □ □ □ □

31. 过分担忧　□ □ □ □ □

32. 对事物不感兴趣　□ □ □ □ □

33. 感到害怕　□ □ □ □ □

34. 你的感情容易受到伤害　□ □ □ □ □

35. 旁人能知道你的私下想法　□ □ □ □ □

36. 感到别人不理解你、不同情你　□ □ □ □ □

37. 感到人们对你不友好,不喜欢你　□ □ □ □ □

38. 做事情必须做得很慢以保证做正确　□ □ □ □ □

39. 心跳得厉害　□ □ □ □ □

40. 恶心或胃不舒服　□ □ □ □ □

41. 感到比不上别人　□ □ □ □ □

42. 肌肉酸痛　□ □ □ □ □

43. 感到有人在监视你、谈论你 ☐ ☐ ☐ ☐ ☐
44. 难以入睡 ☐ ☐ ☐ ☐ ☐
45. 做事必须反复检查 ☐ ☐ ☐ ☐ ☐
46. 难以做出决定 ☐ ☐ ☐ ☐ ☐
47. 怕乘电车、公共汽车、地铁或火车 ☐ ☐ ☐ ☐ ☐
48. 呼吸困难 ☐ ☐ ☐ ☐ ☐
49. 一阵阵发冷或发热 ☐ ☐ ☐ ☐ ☐
50. 因为感到害怕而避开某些东西、场合或活动 ☐ ☐ ☐ ☐ ☐
51. 脑子变空了 ☐ ☐ ☐ ☐ ☐
52. 身体发麻或刺痛 ☐ ☐ ☐ ☐ ☐
53. 喉咙有梗塞感 ☐ ☐ ☐ ☐ ☐
54. 感到前途没有希望 ☐ ☐ ☐ ☐ ☐
55. 不能集中注意力 ☐ ☐ ☐ ☐ ☐
56. 感到身体的某一部分软弱无力 ☐ ☐ ☐ ☐ ☐
57. 感到紧张或容易紧张 ☐ ☐ ☐ ☐ ☐
58. 感到手或脚发重 ☐ ☐ ☐ ☐ ☐
59. 感到死亡的事 ☐ ☐ ☐ ☐ ☐
60. 吃得太多 ☐ ☐ ☐ ☐ ☐
61. 当别人看着你或谈论你时感到不自在 ☐ ☐ ☐ ☐ ☐
62. 有一些属于你自己的看法 ☐ ☐ ☐ ☐ ☐
63. 有想打人或伤害他人的冲动 ☐ ☐ ☐ ☐ ☐
64. 醒得太早 ☐ ☐ ☐ ☐ ☐
65. 必须反复洗手、点数目或触摸某些东西 ☐ ☐ ☐ ☐ ☐
66. 睡得不稳不深 ☐ ☐ ☐ ☐ ☐
67. 有想摔坏或破坏东西的冲动 ☐ ☐ ☐ ☐ ☐
68. 有一些别人没有的想法或念头 ☐ ☐ ☐ ☐ ☐
69. 感到对别人神经过敏 ☐ ☐ ☐ ☐ ☐
70. 在商场或电影院等人多的地方感到不自在 ☐ ☐ ☐ ☐ ☐
71. 感到任何事情都很困难 ☐ ☐ ☐ ☐ ☐
72. 一阵阵恐惧或惊恐 ☐ ☐ ☐ ☐ ☐
73. 感到在公共场合吃东西很不舒服 ☐ ☐ ☐ ☐ ☐
74. 经常与人争论 ☐ ☐ ☐ ☐ ☐
75. 单独一个人时神经很紧张 ☐ ☐ ☐ ☐ ☐
76. 别人对你的成绩没有做出恰当的评论 ☐ ☐ ☐ ☐ ☐
77. 即使和别人在一起也感到孤独 ☐ ☐ ☐ ☐ ☐
78. 感到坐立不安、心神不定 ☐ ☐ ☐ ☐ ☐
79. 感到自己没有什么价值 ☐ ☐ ☐ ☐ ☐
80. 感到熟悉的东西变陌生或不像真的 ☐ ☐ ☐ ☐ ☐
81. 大叫或摔东西 ☐ ☐ ☐ ☐ ☐
82. 害怕会在公共场合昏倒 ☐ ☐ ☐ ☐ ☐

83. 感到别人想占你便宜	□	□	□	□	□
84. 为一些有关"性"的想法而苦恼	□	□	□	□	□
85. 你认为应该因为自己的过错而受惩罚	□	□	□	□	□
86. 感到要赶快把事情做完	□	□	□	□	□
87. 感到自己的身体有严重问题	□	□	□	□	□
88. 从未感到和其他人亲近	□	□	□	□	□
89. 感到自己有罪	□	□	□	□	□
90. 感到自己的脑子有毛病	□	□	□	□	□

三、焦虑自评量表（SAS）

指导语:下面有 20 条文字,请仔细阅读每一条,把意思弄明白,每一条文字后有 4 个方格,分别表示:1 没有或很少时间;2 小部分时间;3 相当多时间;4 绝大部分或全部时间,然后根据你最近一个星期的实际感觉,在适当的方格里画√。

项目	1	2	3	4
1. 觉得比平常容易紧张和着急	□	□	□	□
2. 无缘无故地感到害怕	□	□	□	□
3. 容易心里烦乱或觉得惊恐	□	□	□	□
4. 觉得可能要发疯	□	□	□	□
*5. 觉得一切都很好,也不会发生什么不幸	□	□	□	□
6. 手脚发抖打颤	□	□	□	□
7. 因为头痛、头颈痛和背痛而苦恼	□	□	□	□
8. 感觉容易衰弱和疲乏	□	□	□	□
*9. 觉得心平气和,并且容易安静地坐着	□	□	□	□
10. 觉得心跳得很快	□	□	□	□
11. 因为一阵阵头晕而苦恼	□	□	□	□
12. 有晕倒发作,或觉得要晕倒似的	□	□	□	□
*13. 吸气呼气都感到很容易	□	□	□	□
14. 手脚麻木和刺痛	□	□	□	□
15. 因为胃痛和消化不良而苦恼	□	□	□	□
16. 常常要小便	□	□	□	□
*17. 手常常是干燥温暖的	□	□	□	□
18. 脸红发热	□	□	□	□
*19. 容易入睡并且睡得很好	□	□	□	□
20. 做噩梦	□	□	□	□

说明:主要统计指标为总分。把 20 题的得分相加为粗分,粗分乘以 1.25,四舍五入取整数,即得到标准分。焦虑评定的分界值为 50 分,分数越高,焦虑倾向越明显。

注:题号前标有 * 号的项目为反向计分

四、抑郁自评量表（SDS）

指导语:下面有 20 条文字,请仔细阅读每一条,把意思弄明白,每一条文字后有 4 个方格,分别表示:1 没有或很少时间;2 小部分时间;3 相当多时间;4 绝大部分或全部时间,然后根据你最近一个星期的实际感觉,在适当的方格里画√。

项目	1	2	3	4
1. 我觉得闷闷不乐,情绪低沉	□	□	□	□
*2. 我觉得一天之中早晨最好	□	□	□	□
3. 我一阵阵地哭出来或是想哭	□	□	□	□
4. 我晚上睡眠不好	□	□	□	□
*5. 我吃的和平时一样多	□	□	□	□
*6. 我与异性接触时和以往一样感到愉快	□	□	□	□
7. 我发觉我的体重在下降	□	□	□	□
8. 我有便秘的苦恼	□	□	□	□
9. 我心跳比平时快	□	□	□	□
10. 我无缘无故感到疲乏	□	□	□	□
*11. 我的头脑和平时一样清楚	□	□	□	□
*12. 我觉得经常做的事情并没有困难	□	□	□	□
13. 我觉得不安而平静不下来	□	□	□	□
*14. 我对将来抱有希望	□	□	□	□
15. 我比平常容易激动	□	□	□	□
*16. 我觉得做出决定是容易的	□	□	□	□
*17. 我觉得自己是个有用的人,有人需要我	□	□	□	□
*18. 我的生活过得很有意思	□	□	□	□
19. 我认为如果我死了别人会生活的更好些	□	□	□	□
*20. 平常感兴趣的事我仍然照样感兴趣	□	□	□	□

说明:主要统计指标为总分。把 20 题的得分相加为粗分,粗分乘以 1.25,四舍五入取整数,即得到标准分。抑郁评定的分界值为 50 分,分数越高,抑郁倾向越明显。

注:题号前标有 * 号的项目为反向计分

附录二　自测题参考答案

第一章　绪论

1. E	2. C	3. B	4. C	5. D	6. A	7. A	8. C	9. B	10. A
11. B	12. E	13. E	14. E	15. B	16. A	17. C	18. C	19. A	20. D

第二章　心理过程与个性

1. C	2. B	3. B	4. A	5. C	6. D	7. C	8. A	9. E	10. E
11. A	12. C	13. E	14. E	15. A	16. A	17. D	18. B	19. D	20. E

第三章　心理应激与危机干预

1. A	2. C	3. C	4. B	5. B	6. C	7. D	8. D	9. D	10. D
11. D	12. E	13. A	14. D	15. C	16. A	17. B	18. C	19. B	20. E

第四章　心理评估与治疗

1. C	2. E	3. E	4. C	5. A	6. D	7. B	8. B	9. C	10. C
11. D	12. B	13. A	14. B	15. D	16. E	17. A	18. B	19. A	20. D

第五章　病人的心理护理

1. E	2. C	3. B	4. D	5. C	6. A	7. B	8. A	9. B	10. C
11. A	12. E	13. C	14. B	15. B	16. D	17. B	18. E	19. E	20. A

第六章　精神障碍的常见症状与诊断

1. B	2. C	3. C	4. D	5. C	6. C	7. A	8. B	9. B	10. B
11. D	12. B	13. C	14. A	15. C	16. A	17. B	18. C	19. D	20. A

第七章　精神疾病的治疗与护理

1. B	2. D	3. D	4. E	5. C	6. B	7. A	8. B	9. D	10. C
11. D	12. A	13. C	14. D	15. C	16. A	17. D	18. D	19. E	

第八章　心境障碍病人的护理

1. E	2. B	3. D	4. E	5. D	6. B	7. A	8. D	9. C	10. E
11. B	12. A	13. B	14. E	15. C	16. D	17. B	18. C	19. D	20. D

第九章　神经症及癔症病人的护理

1. C	2. E	3. B	4. A	5. B	6. E	7. E	8. C	9. D	10. D
11. B	12. C	13. D	14. B	15. A	16. B	17. C	18. C	19. E	20. A

第十章　精神分裂症病人的护理

1. A	2. E	3. C	4. D	5. A	6. E	7. A	8. E	9. D	10. C
11. B	12. D	13. B	14. D	15. C	16. C	17. C	18. D	19. C	20. C

第十一章　睡眠障碍病人的护理

1. D	2. E	3. D	4. E	5. A	6. D	7. B	8. D	9. A

第十二章　阿尔茨海默病病人的护理

1. E	2. B	3. E	4. B	5. D	6. A	7. C	8. E	9. B	10. E
11. B	12. B	13. B	14. D	15. C					

第十三章　精神障碍病人的社区康复及家庭护理

1. D	2. C	3. B	4. D	5. B	6. B	7. E	8. C	9. D	10. B
11. B									

教 学 大 纲

一、课程性质

心理与精神护理是中等卫生职业教育护理、助产专业的一门重要的专业选修课程。本课程的主要内容包括心理学的基本知识、心理应激与危机干预、心理评估与治疗、病人的心理护理、精神障碍的常见症状与诊断、精神疾病的治疗与护理等。本课程的任务是使学生了解心理及社会因素对人心身健康的影响,掌握心理评估、心理治疗中的常用方法;学会识别异常精神活动的典型表现,运用护理程序对心理与精神疾病病人实施整体护理,为学生"零距离"对接就业岗位和参加护士执业资格考试奠定基础。本课程的先修课程包括解剖学基础、生理学基础、护理学基础等,同步和后续课程包括内科护理、外科护理、妇产科护理、护士人文修养等。

二、课程目标

通过本课程的学习,学生能够达到下列要求:

(一)职业素养目标

1. 具有严谨的工作态度和良好的护士职业素质。
2. 具有良好的人际沟通能力与团队合作意识。
3. 具有健康的职业心理素质,给予服务对象以人文关怀。
4. 具有救死扶伤、爱岗敬业、乐于奉献的职业道德修养。

(二)专业知识和技能目标

1. 掌握心理学、精神医学与现代护理学的基本理论、基本知识和基本技能。
2. 掌握病人心理护理的方法和危机干预的技术。
3. 熟练掌握心理与精神护理的程序和护理技术,实施整体护理,体现科学的护理理念。
4. 掌握精神疾病的常见症状,学会识别异常精神活动的典型表现。
5. 了解精神疾病常用的治疗方法,掌握精神疾病的护理技术。
6. 初步具有运用心理与精神卫生知识进行健康宣传教育的能力。

三、教学时间分配

教学内容	学时		
	理论	实践	合计
一、绪论	2		2
二、心理过程与个性	3	1	4

续表

教学内容	学时		
	理论	实践	合计
三、心理应激与危机干预	3		3
四、心理评估与治疗	2	1	3
五、病人的心理护理	3	1	4
六、精神障碍的常见症状与诊断	3		3
七、精神疾病的治疗与护理	2	1	3
八、心境障碍病人的护理	2	1	3
九、神经症及癔症病人的护理	2		2
十、精神分裂症病人的护理	2		2
十一、睡眠障碍病人的护理	1	1	2
十二、阿尔茨海默病病人的护理	1	1	2
十三、精神障碍病人的社区康复及家庭护理	2		2
合计	28	8	36

四、课程内容和要求

单元	教学内容	教学要求	教学活动参考	参考学时	
				理论	实践
一、绪论	（一）心理与精神的概述 1. 心理与精神的概念 2. 心理与精神健康的标准 3. 心理问题与精神疾病 （二）心理、社会因素对健康的影响 1. 心理因素对健康的影响 2. 社会因素对健康的影响 （三）心理与精神护理概述及对护士的要求 1. 心理与精神护理概述 2. 心理与精神护理工作对护士的要求	 了解 熟悉 熟悉 熟悉 熟悉 熟悉 熟悉	理论讲授 多媒体演示 情景教学 案例分析 讨论	2	
二、心理过程与个性	（一）心理过程 1. 认知过程 2. 情绪、情感过程 3. 意志过程 （二）个性 1. 个性的概念与特征 2. 个性倾向性 3. 个性心理特征	 掌握 掌握 熟悉 熟悉 掌握 掌握	理论讲授 多媒体演示 情景教学 案例分析 讨论	3	
	实践1　气质类型问卷调查分析	学分	技能实践		1

续表

单元	教学内容	教学要求	教学活动参考	参考学时	
				理论	实践
三、心理应激与危机干预	（一）心理应激 1. 心理应激的概念 2. 心理应激的过程 3. 心理应激与健康 （二）心理危机与干预 1. 心理危机的概念 2. 引起心理危机的常见原因 3. 常见心理危机 4. 心理危机干预技术	了解 掌握 熟悉 了解 熟悉 掌握 掌握	理论讲授 多媒体演示 情景教学 案例分析 讨论	3	
四、心理评估与治疗	（一）心理评估 1. 心理评估的概述 2. 心理评估应具备的条件 3. 临床护理工作中常用的心理测验 （二）心理治疗 1. 心理治疗的概述 2. 常用心理治疗方法	了解 了解 掌握 熟悉 掌握	理论讲授 多媒体演示 情景教学 案例分析 讨论	2	
	实践2　SCL-90、SDS、SAS量表测验	学会	技能实践		1
五、病人的心理护理	（一）心理护理概述 1. 心理护理的概念 2. 心理护理的原则 （二）躯体疾病病人的心理护理 1. 常见情绪、行为问题的心理护理 2. 不同病症病人的心理护理 3. 不同年龄阶段病人的心理护理 4. 临终病人的心理护理 （三）心身障碍病人的心理护理 1. 心身障碍概述 2. 心身障碍病人的心理护理原则 3. 常见心身障碍病人的心理护理方法	了解 熟悉 掌握 熟悉 熟悉 掌握 了解 熟悉 掌握	理论讲授 多媒体演示 情景教学 案例分析 讨论	3	
	实践3　老年期病人心理护理程序训练	学会	技能实践		1
六、精神障碍的常见症状与诊断	（一）精神障碍的症状学 1. 精神症状的特点 2. 常见精神症状 （二）精神障碍的诊断与分类 1. 精神障碍的诊断原则 2. 精神障碍的诊断分类	掌握 掌握 了解 了解	理论讲授 多媒体演示 案例分析 讨论	3	
七、精神疾病的治疗与护理	（一）精神科护理技术 1. 精神科基础护理 2. 精神科整体护理 3. 精神科危机干预技术 （二）精神疾病治疗过程中的护理 1. 精神药物治疗与护理	掌握 掌握 熟悉 掌握	理论讲授 多媒体演示 案例分析 讨论	2	

续表

单元	教学内容	教学要求	教学活动参考	参考学时	
				理论	实践
	2. 电休克治疗与护理	了解			
	3. 心理治疗过程与护理	熟悉			
	4. 工娱治疗与护理	熟悉			
	5. 康复治疗与护理	熟悉			
	实践4　精神科危机干预技术演练	学会	技能实践		1
八、心境障碍病人的护理	（一）心境障碍概述		理论讲授 多媒体演示 情景教学 讨论	2	
	1. 心境障碍的概念	了解			
	2. 病因及发病机制	熟悉			
	3. 临床表现特点	掌握			
	4. 诊断与治疗	熟悉			
	（二）护理程序的应用				
	1. 躁狂病人的护理	了解			
	2. 抑郁病人的护理	掌握			
	实践5　抑郁病人的护理程序训练	学会	技能实践		1
九、神经症及癔症病人的护理	（一）神经症病人的护理		理论讲授 多媒体演示 情景教学 讨论	2	
	1. 神经症概述	熟悉			
	2. 护理程序的应用	掌握			
	（二）癔症病人的护理				
	1. 癔症概述	熟悉			
	2. 护理程序的应用	掌握			
十、精神分裂症病人的护理	（一）精神分裂症概述		理论讲授 多媒体演示 情景教学 讨论	2	
	1. 精神分裂症的概念	熟悉			
	2. 病因及发病机制	熟悉			
	3. 临床常见类型及表现	掌握			
	4. 诊断与治疗	熟悉			
	（二）护理程序的应用				
	1. 护理评估	掌握			
	2. 护理诊断	掌握			
	3. 护理目标	掌握			
	4. 护理措施	掌握			
	5. 护理评价	掌握			
	实践6　精神分裂症病人的护理程序训练	学会	技能实践		1
十一、睡眠障碍病人的护理	（一）睡眠障碍概述		理论讲授 多媒体演示 情景教学 讨论	1	
	1. 睡眠障碍的概念	熟悉			
	2. 病因及发病机制	了解			
	3. 临床常见类型及表现	熟悉			
	4. 诊断与治疗	熟悉			
	（二）护理程序的应用				
	1. 护理评估	掌握			
	2. 护理诊断	掌握			
	3. 护理目标	掌握			

续表

单元	教学内容	教学要求	教学活动参考	参考学时 理论	参考学时 实践
	4. 护理措施	掌握			
	5. 护理评价	掌握			
	实践7　睡眠障碍病人的护理程序训练	学会	技能实践		1
十二、阿尔茨海默病病人的护理	（一）阿尔茨海默病概述		理论讲授 多媒体演示 情景教学 讨论	1	
	1. 阿尔茨海默病的概念	熟悉			
	2. 病因及发病机制	了解			
	3. 临床特点	熟悉			
	4. 诊断与治疗	熟悉			
	（二）护理程序的应用				
	1. 护理评估	掌握			
	2. 护理诊断	掌握			
	3. 护理目标	掌握			
	4. 护理措施	掌握			
	5. 护理评价	掌握			
	实践8　阿尔茨海默病病人的护理程序训练	学会	技能实践		1
十三、精神障碍病人的社区康复及家庭护理	（一）社区精神卫生服务		理论讲授 多媒体演示 案例分析 讨论	2	
	1. 社区精神卫生服务的工作范围与任务	了解			
	2. 社区精神卫生服务的要求	了解			
	（二）精神障碍病人的社区康复护理				
	1. 精神障碍病人社区康复护理的目标与原则	熟悉			
	2. 精神障碍病人社区康复护理措施	掌握			
	（三）精神障碍病人的家庭护理				
	1. 精神障碍病人家庭护理的目标与原则	熟悉			
	2. 精神障碍病人家庭护理措施	掌握			

五、说明

（一）教学安排

本教学大纲主要供中等卫生职业教育护理、助产专业教学使用,在第三学期开设,总学时为36学时,其中理论教学28学时,实践教学8学时。学分为2学分。

（二）教学要求

1. 本课程对理论部分教学要求分为掌握、熟悉、了解3个层次。掌握:指对基本知识、基本理论有较深刻的认识,并能综合、灵活地运用所学的知识解决实际问题。熟悉:指能够领会概念、原理的基本含义,解释心理现象、精神表现及护理程序。了解:指对基本知识、基本理论能有一定的认识,能够记忆所学的知识要点。

2. 本课程重点突出以岗位胜任力为导向的教学理念,在实践技能方面分为熟练掌握和学会2个层次。熟练掌握:指能独立、规范地解决心理与精神护理问题,完成技能操作。学会:

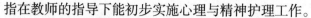

指在教师的指导下能初步实施心理与精神护理工作。

（三）**教学建议**

1. 本课程依据护理、助产岗位的工作任务、职业能力要求，强化理论实践一体化，突出"做中学、做中教"的职业教育特色，根据培养目标、教学内容和学生的学习特点以及职业资格考核要求，提倡项目教学、案例教学、任务教学、情境教学等方法，利用校内外实训基地，将学生的自主学习、合作学习和教师引导教学等教学组织形式有机结合。

2. 教学过程中，可通过测验、观察记录、技能考核和理论考试等多种形式对学生的职业素养、专业知识和技能进行综合考评。应体现评价主体的多元化，评价过程的多元化，评价方式的多元化。评价内容不仅关注学生对知识的理解和技能的掌握，更要关注学生在心理与精神护理实践中运用与解决实际问题的能力水平，重视护士职业素质的形成。

中英文名词对照索引

主要参考文献

1. 李丽华.心理与精神护理.第2版.北京:人民卫生出版社,2008.
2. 杨艳杰.护理心理学.第2版.北京:人民卫生出版社,2012.
3. 沈丽华.护理心理学基础.北京:中国中医药出版社,2013.
4. 李丽华.护理心理学基础.第2版.北京:人民卫生出版社,2013.
5. 雷慧.精神科护理学.第3版.北京:人民卫生出版社,2014.
6. 郝伟.精神病学.第7版.北京:人民卫生出版社,2013.
7. 美国精神医学学会编著.(美)张道龙等译.精神障碍诊断与统计手册(案头参考书).第5版.北京:北京大学出版社,2014.
8. 杨艳杰.护理心理学.第3版.北京:人民卫生出版社,2012.
9. 吕春明.精神科护理学.第2版.北京:人民卫生出版社,2013.
10. 姜乾金.护理心理学.杭州:浙江大学出版社,2011.
11. 朱婉儿.医患沟通基础.杭州:浙江大学出版社,2009.
12. 刘大川.护理心理学.第2版.武汉:华中科技大学出版社,2014.
13. 曹新妹.实用精神科护理.上海:上海科学技术出版社,2013.
14. 李胜琴.临床心理护理.杭州:浙江大学出版社,2014.
15. Julia Balzer Riley.护理人际沟通.北京:人民卫生出版社,2011.
16. 李丽华.心理与精神护理学习指导及习题集.北京:人民卫生出版社,2008.
17. 黄丽.护理人员同理心培训策略.中华护理杂志,2011,46(3):305-307.
18. 王松韬.护士同理心培训国内外研究概况.健康研究,2011,31(2):145-147.
19. 虞晓漪.微技巧培训提高护士心理护理能力的应用.健康研究,2013,33(1):54-57.
20. 王惠琴.护士长同理心培训方案设计与应用研究.护理与健康,2014,13(7):619-622.
21. 莫孙淑冰.与病人沟通的重要技巧—同感性.中华护理杂志,2004,39(5):396-398.
22. 沈渔邨.精神病学.第5版.北京:人民卫生出版社,2009.
23. 中华医学会精神科分会编.CCMD-3中国精神障碍分类与诊断标准.第3版.济南:山东科学技术出版社,2001.
24. 陈彦方.CCMD-3相关精神障碍的治疗与护理.济南:山东科学技术出版社,2001.
25. 刘哲宁.精神科护理学.第3版.北京:人民卫生出版社,2012.
26. 江开达.精神病学.北京:人民卫生出版社,2005.
27. 季建林.精神医学.上海:复旦大学出版社,2003.
28. 冯怡.精神障碍护理.杭州:浙江大学出版社,2013.
29. Springhouse工作室.轻松精神病护理.北京:北京大学医学出版社,2010.
30. 张作记.行为医学量表手册.北京:中华医学电子音像出版社,2005.

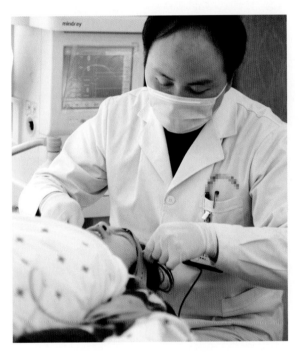

彩图 7-1　电休克治疗图